L'Enfant et l'Hypnose

Récits de Séances

Marie-Christine Pallotta

L'Enfant et l'Hypnose

Récits de Séances

Une Hypnothérapeute ouvre les portes de son cabinet

Auto-édition

ISBN : 979-10-415-0338-4

« J'ai appris, dit le Petit Prince, que le Monde est le miroir de mon Âme… Quand elle est enjouée, le Monde lui semble gai. Quand elle est accablée, le Monde lui semble triste.

Le Monde, lui, n'est ni triste ni gai. Il est là, c'est tout.

Ce n'était pas le Monde qui me troublait, mais l'Idée que je m'en faisais… J'ai appris à accepter sans le Juger, totalement, inconditionnellement. »

Antoine de Saint-Exupéry

SOMMAIRE

À mon mari et mes enfants

À mes parents

À ma sœur

Préface

Ann-Catherine André et Isabelle Ablain

Parcourant depuis plus de 30 ans l'univers des enfants à travers mes accompagnements, je suis toujours autant surprise et admirative par leur facilité à entrer en contact avec le monde merveilleux de l'imagination.

Lorsqu'un enfant brandit un morceau de bois, tantôt il se transforme en épée, tantôt en canne à pêche, mais aussi en baguette magique, en lance-flammes ou tout autre chose. C'est son monde. Il est fait d'imaginaire, de magie, de créativité, du « Tout Possible ».

Cette particularité est présente en chaque enfant. Plus chez certains que d'autres, certes. Mais pour ces derniers, il suffira de la titiller un peu afin qu'ils accèdent facilement et rapidement à la capacité de s'y reconnecter.

Lorsque l'enfant imagine, rêve, crée, joue, il est automatiquement transporté dans un état hypnotique. C'est tout naturel pour lui.

Dans son monde de « Tout Possible », en faisant « comme-si », il imite, expérimente, ose, se crée des aventures, met en scène des scénarios rocambolesques, devient un héros, transcende les épreuves, tombe, se relève, joue des personnages divers et mime toutes sortes d'émotions.

C'est grâce à ces expériences ludiques, qu'il va apprendre, sur lui, sur les autres, sur la vie, et ce bien souvent, de manière inconsciente.

L'accompagnant d'enfant, en plus des connaissances techniques et théoriques essentielles, devra être conscient de toutes ces particularités extraordinaires dont son petit consultant est doté, car celles-ci seront de précieuses ressources tout au long du suivi. En se reconnectant lui-même à son âme d'enfant et à son propre imaginaire, il veillera à faire évoluer sans cesse son potentiel créatif.

C'est donc, d'imaginaire à imaginaire et d'inconscient à inconscient que l'hypnose se construit.

Les séances sont ludiques et imprévisibles et sollicitent sans cesse l'enfant, afin qu'il démultiplie sa confiance en lui en devenant le véritable héros, acteur de sa solution et donc de sa vie.

Ces récits de séances, si justement vécues par Marie-Christine Pallotta et tous ses petits consultants, mettent en lumière, de manière fluide et efficace, les concepts principaux que je m'efforce de transmettre dans mes formations « Hypnose et Outils Créatifs pour accompagner Parents, Enfants et Ados », depuis plus de dix ans :

- La technique et la théorie seules ne suffisent pas.

- L'attitude de l'accompagnant est primordiale.

- L'enfant possède un énorme potentiel d'ouverture vers soi capable de guérison.

- C'est à l'adulte de s'adapter au monde de l'enfant et non l'inverse (et encore plus dans nos accompagnements).

- Il est impossible de « prévoir » ce que l'on va faire en séance, car tout bouge et évolue très vite avec un enfant.

- La solution se trouve dans une expérience ludique, dédramatisante et souvent bien plus simple que ne l'imagine l'adulte.

Pour terminer, j'ose espérer chers lecteurs, que vous prendrez autant de plaisir à vivre ces séances-lues que j'en ai eu moi-même.

J'aurais aimé être ce petit garçon ou cette petite fille, et avoir la chance d'être accompagnée avec tant de justesse et d'humilité.

Un grand merci, Marie-Christine Pallotta, pour ce livre qui s'avère être une véritable source d'inspiration pour tous ceux qui œuvrent au mieux-être des enfants.

Ann-Catherine André
Psychothérapeute Formatrice,
spécialisée enfants et ados

Donner aux enfants et aux adolescents des outils pour mieux se connaître, les guider pour qu'ils sachent reconnaître et accueillir leurs émotions et leur permettre ainsi de devenir des adultes plus à même de prendre du recul sur ce que la vie mettra sur leur chemin…

Vaste et beau programme que beaucoup d'adultes qui font ce travail sur eux aujourd'hui auraient aimé avoir l'occasion de découvrir plus tôt.

L'hypnose est l'un de ces outils. Un outil parmi beaucoup d'autres certes, mais un outil puissant et particulièrement bien adapté aux enfants pour son côté ludique et magique.

Oui magique. Parce qu'accompagner un enfant avec l'hypnose, c'est lui permettre de mieux comprendre son propre fonctionnement et lui permettre de traverser ce qu'il vit au quotidien autrement.

Pour autant, il est essentiel de garder en tête que *magique* ne signifie pas *miraculeux*.

Et ce que Marie-Christine nous présente au fil de ses récits en est un témoin précieux.

Parce que percevoir dès le plus jeune âge qu'on est responsable de ses émotions, de ses ressentis et du comportement qui en découle, c'est comprendre qu'on est le seul maître à bord de la manière dont on vit les évènements et c'est un cadeau extraordinaire qui changera pour toujours notre manière de percevoir la vie.

Comme le dit si bien Le Petit Prince dans la citation du début du livre, *"Le Monde est le miroir de mon âme... Quand elle est enjouée, le Monde lui semble gai. Quand elle est accablée, le Monde lui semble triste. Le Monde, lui, n'est ni triste ni gai. Il est là, c'est tout. Ce n'était pas le Monde qui me troublait, mais l'idée que je m'en faisais... J'ai appris à accepter sans le juger, totalement, inconditionnellement..."*[1]

Accompagner les enfants et les adolescents avec l'hypnose, c'est donc leur ouvrir la porte sur ce chemin-là.

Celui d'une vie choisie plutôt que d'une vie subie.

On peut ainsi comprendre que l'accompagnement des enfants et des adolescents avec l'hypnose suscite souvent beaucoup de questionnements.

Du côté des praticiens tout d'abord, qui se demandent notamment comment adapter cet outil aux plus jeunes.

En effet, comment lier la problématique pour laquelle un enfant ou un adolescent vient nous voir à des techniques hypnotiques concrètes ?

Comment, dès la première séance, créer un lien de confiance avec l'enfant ou l'adolescent qui n'est parfois même pas demandeur d'être là, tout en accueillant la souffrance et les difficultés auxquelles font face les parents ?

---

[1] Antoine de Saint Exupéry, Le Petit Prince

Comment faire vivre la magie de l'hypnose sans pour autant laisser croire que tout est justement possible d'un coup de baguette magique ?

Voici un tout petit aperçu des questions auxquelles sont confrontés beaucoup de praticiens qui souhaiteraient, comme le fait Marie-Christine Pallotta, contribuer à ce que les adultes de demain soient mieux outillés, en accompagnant aujourd'hui, les enfants et les adolescents.

Quant aux parents, il y a souvent beaucoup d'espoir dans cet outil de plus en plus médiatisé qu'est l'hypnose.

Cette hypnose qui fascine, qui laisse espérer… et qui interroge aussi.

L'ouvrage que vous avez entre les mains est une plongée au cœur de ce que les enfants peuvent vivre lors d'une séance avec un praticien formé non seulement à l'hypnose, mais formé aussi à l'accompagnement spécifique des enfants et des adolescents.

Car on n'accompagne pas les enfants comme on accompagne les adultes et cela, Marie-Christine nous le fait vivre à chacun des récits qu'elle nous présente.

Avec beaucoup de détails, elle nous ouvre la porte de son cabinet.

Notre imagination n'a plus alors qu'à laisser venir les images qui illustrent ce qu'elle nous donne à voir et à ressentir avec les enfants qui lui ont fait confiance.

Car oui, les récits que vous allez lire sont le témoin d'une relation de confiance, d'une attention particulière portée à la qualité du lien avec ces jeunes et leurs parents, qui a ainsi permis à Marie-Christine de créer de la magie avec l'hypnose.

La finesse de son approche nous embarque dès les premières lignes dans une description simple et accessible qui témoigne de la juste posture que chaque parent est en droit d'attendre pour que son enfant (et lui-même en tant que parent) soit accompagné au mieux dans ce qu'il traverse.

Prenant parfois elle-même une position plus *méta*, elle s'extrait de la description pour nous faire part des enjeux liés à sa posture et à sa propre subjectivité.

D'autres voies possibles qui, avec le recul, auraient pu être pertinentes et ouvrent pour le lecteur, de nouvelles pistes à explorer pour ses propres accompagnements.

Un ouvrage précieux, autant pour les praticiens qui aimeraient mieux comprendre à quoi ressemble un accompagnement avec les plus jeunes, que pour les parents qui se demandent comment l'hypnose pourrait aider concrètement leurs enfants.

Bonne lecture à chacun.e de vous.

Isabelle Ablain
Fondatrice de Kiddy Mind©

Introduction

Dans ces quelques pages, je partage mon expérience de praticienne en hypnose auprès des enfants et leurs parents, vous y trouverez des séances dont je suis fière (Eh oui, il y aura un peu de mon égo !), d'autres qui m'ont touchées et ma réflexion durant celles-ci.

Vous y découvrirez ma manière d'expliquer aux enfants le fonctionnement de nos processus inconscients et mes différentes façons de les accompagner.

Je vous partage ma pratique, elle est ce qu'elle est : un subtil mélange de mon vécu de petite fille (précieuse présence durant les séances), de mon expérience de maman et celle d'enseignante, enrichie par les formations auprès de Ann Catherine André[2] et Isabelle Ablain[3] en ce qui concerne les enfants et adolescents ou de Jordan Verot[4] sur les Leviers de changement. De très belles

---

[2] Ann Catherine André, psychothérapeute et formatrice « Hypnose et outils créatifs pour accompagner les enfants/adolescents et leurs parents »

[3] Isabelle Ablain, hypnothérapeute et fondatrice de « Kiddy Mind Académie® »

[4] Jordan Verot « Centre Hypnose Nice » praticien en Hypnose, formateur et auteur de plusieurs livres « Guide pratique d'hypnose rapide », « Hypnose les leviers de changement »

rencontres avec des personnes généreuses offrant un enseignement d'une grande qualité.

Je tiens également à citer Philippe Aïm[5] que j'ai eu le plaisir de rencontrer lors de la formation qu'il propose pour en finir avec le harcèlement scolaire, Daniela Litoiu[6] avec laquelle j'ai exploré mes projections et mes parts d'ombre, ainsi que Jérémy Nouen[7] et son expertise sur la prise en charge du trauma…

Ma pratique de l'Hypnose est donc ce qu'elle est et en constante évolution, tant en ce qui concerne la technique d'accompagnement que le cadre de mon travail. Comme à mes débuts où j'accueillais parents et enfant ensemble et m'adaptais au désir de l'enfant ; alors qu'à présent, je reçois les parents seuls lors d'un premier rendez-vous, afin qu'ils puissent s'exprimer librement et expliquer certaines choses que leur enfant n'a pas forcément besoin, ni intérêt à entendre.

Je vous invite à prendre ce qui vous parle ou vous inspire et à laisser ce qui n'a aucun intérêt pour vous.

---

[5] Philippe Aïm, médecin Psychiatre, psychothérapeute, hypnothérapeute formateur « institut UTHYL » et auteur de plusieurs ouvrages dont « Harcèlement scolaire - Le guide pratique pour aider nos enfants à s'en sortir »

[6] Daniela Litoiu, Psychanalyste, formatrice et superviseur, « Intégralis Formation » et créatrice de la Société de Psychanalyse Active Intégrative (SPAI)

[7] Jérémy Nouen, formateur, consultant et praticien en Hypnose, président de l'Association « Les fils d'Apollon » qui prend en charge les militaires victimes de SSPT

Je n'ai pas la prétention de vous apprendre quoi que ce soit, vous en savez peut-être plus que moi dans certains domaines et très probablement moins dans d'autres.

Ce que je souhaite simplement, est que vous preniez plaisir à lire ce livre.

Je tiens à préciser que tous les noms de mes consultant.es ont été modifiés, ainsi que les lieux et certains détails, afin de respecter la confidentialité des séances tout en gardant l'esprit de fond de celles-ci.

Et pour commencer, permettez-moi de me présenter ; qui je suis, mon parcours et comment j'en suis arrivée à la pratique de l'Hypnose en cabinet.

J'ai grandi auprès de parents aimants qui formaient ce qu'on appelle un couple uni. Un papa beaucoup plus âgé que maman mais avec une énergie et une jeunesse d'esprit extraordinaires. Ils ont été mes premiers modèles éducatifs et une base de référence de mon vécu de petite fille.

Je suis aussi une maman comblée, de deux merveilleux enfants, auprès desquels j'ai appris ce fabuleux métier que celui de parents, avec la précieuse présence de leur papa.

Il me semble important d'en parler ici, car même s'ils n'en ont peut-être pas conscience, ils ont été de véritables enseignants et c'est en partie grâce à cette expérience de maman, avec ses périodes de certitudes mais aussi de doutes et de remises en question, que j'ai acquis cette sensibilité et cette manière qui m'est propre, d'accompagner les enfants et leurs parents que je reçois dans mon cabinet.

Mais comment en suis-je arrivée à l'Hypnose ?

Je souhaitais faire des études de Médecine pour me spécialiser en Pédopsychiatrie, cependant, c'est la faculté de Pharmacie qui m'a ouvert ses portes (un rendez-vous manqué avec la fac de Médecine en quelque sorte). Tant pis (ou tant mieux), car mon Doctorat en poche, alors que j'exerce en officine, je prends le temps de m'intéresser aux implications des traitements médicaux sur le mental et la vision du malade face à sa maladie.

Que ce soit pour un simple rhume ou une affection bien plus grave, j'observe les différences de réponses pour un même traitement, en fonction de l'état d'esprit du patient, de sa perception de la maladie et de la guérison.

De cette observation naît le besoin d'aller plus loin dans la compréhension de l'esprit.

Je prends conscience de l'importance des mots qu'on prononce et de la portée de ce qu'on dit.

J'envisage, d'entamer des études de psychologie...

Mais, encore une fois, le chemin de ma vie me conduit vers une autre direction, un petit détour en quelque sorte, celui de l'enseignement en école élémentaire.

Cela ne m'empêche pas de continuer à m'intéresser à la psychologie, bien au contraire ! Je revois mes cours d'université, me documente (conférences, lectures...).

Il devient essentiel pour moi, de connaître les difficultés et les besoins de ces enfants qui sont sous ma responsabilité d'enseignante, pour adapter ma façon de communiquer avec eux et les aider de manière efficace.

Une nouvelle étape qui m'apporte une certaine compréhension et des outils bien utiles dans mon accompagnement en Hypnose.

Enfin, il y a quelques années, « grâce » à une expérience personnelle, je consulte une hypnothérapeute.

Les résultats positifs sont rapides. Impressionnée par la puissance de l'hypnose pour accéder aux ressources et capacités de notre inconscient, je décide de me former afin de pouvoir, à mon tour, accompagner les autres (adultes, enfants et adolescents) dans leur évolution de vie...

... Avec les mots comme outils !

L'Hypnose, parlons-en !

*« En hypnose vous cessez d'utiliser votre esprit conscient.
En hypnose vous commencez à utiliser votre esprit inconscient.
Parce qu'inconsciemment vous en savez autant et même bien
plus que ce que vous savez consciemment ».*
Milton Erickson.

Qu'est-ce que l'Hypnose ?

Pour répondre à cette interrogation, il faut d'abord s'accorder sur le sens qu'on donne à ce terme : un état, une technique, une pratique.

Lorsqu'on pose la question à des hypnothérapeutes, des psychologues, des médecins, des hypnotiseurs de spectacle ou toute personne ayant une certaine pratique de l'Hypnose, on obtient des réponses bien différentes en fonction du point de vue de chacun.

Vous trouverez un tas d'ouvrages qui cherchent à expliquer, définir, comprendre l'Hypnose, mais je vais vous exposer mon point de vue sur la question.

L'Hypnose comme un état : on peut alors parler de « transe », un moment durant lequel la vigilance et la conscience se modifient, ce qui conduit à ressentir les émotions, les sensations de façon différente. Pour les uns, c'est comme s'ouvrir à un monde intérieur, à l'écoute de soi ; pour d'autres, il s'agit d'une exploration vers une autre dimension ou devenir observateur de sa propre personne ; enfin, pour d'autres encore, c'est la sensation d'être à la fois, là présents et ailleurs en même temps. En spectacle, c'est cette impression que le corps échappe à la volonté.

Vous avez sûrement dû déjà, expérimenter cet état modifié de conscience : lors d'une discussion dont vous ne vous souvenez pas d'un mot parce que vous aviez la "tête ailleurs", un trajet en voiture qui se termine sans qu'il soit possible de décrire le chemin parcouru, cette sensation d'être seul au monde plongé dans la lecture d'un livre passionnant.

Des études scientifiques sont menées afin d'expliquer ce qu'il se passe au niveau du cerveau lorsqu'on est en état d'Hypnose.

Grâce à des techniques d'observation telles que l'électroencéphalogramme et l'IRMF (Imagerie par Résonance Magnétique Fonctionnelle), il est désormais possible de mesurer l'activité cérébrale et d'identifier les zones du cerveau qui s'activent ou s'inhibent durant une Transe Hypnotique. Il a été mis en évidence que les émotions, la mémoire, la motricité, la pensée logique et les sensations sont étroitement liées à l'activation ou l'inhibition de certaines régions cérébrales spécifiques.

L'Hypnose en tant « qu'état » ne s'apparente pas au sommeil, ni à la veille, ni à une rêverie, c'est bien un état différent.

L'Hypnose comme une technique : quelque soit la façon dont on pratique l'Hypnose, il est toujours question d'induire un état modifié de conscience, afin de permettre au sujet accompagné d'accéder à ses processus inconscients qui échappent à la volonté. Pour cela le/la praticien.ne dispose d'outils variés tels que les suggestions directes ou indirectes, les métaphores et diverses méthodes d'inductions verbales ou non (visuelles/ utilisation du regard, d'un pendule ; auditives/ tambour, musique ; kinesthésiques ; émotionnelles/ utilisation d'une émotion émergeante, joie, tristesse...)

Une fois l'état hypnotique installé, il devient alors possible et même facile de travailler directement au niveau des processus Inconscients afin d'accéder aux changements souhaités à l'aide de protocoles, de scripts utilisant les métaphores, les suggestions etc...

L'Hypnose est une « technique » de communication qui permet d'accéder aux processus inconscients pour les modifier.

L'Hypnose comme une pratique : peut-être avez-vous déjà entendu parler d'hypnose directe (ou par suggestion directe), d'hypnose Ericksonienne, conversationnelle, Helmanienne, Humaniste, transgénérationnelle, spirituelle, hypnose de spectacle, street hypnose, auto-hypnose et j'en passe car il y a régulièrement de nouvelles pratiques qui apparaissent.

On peut supposer que l'utilisation de l'hypnose remonte à la préhistoire avec la découverte de peintures rupestres évoquant l'utilisation de l'Hypnose par des guérisseurs Chamaniques. Les Sumériens en 4000 avant JC, ont également décrit sur leurs tablettes des méthodes hypnotiques. Des papyrus datant de 3000 ans avant JC, montrent des miroirs, qui auraient probablement été utilisés comme inducteurs hypnotiques pour réaliser des anesthésies ou analgésies. Les Grecs anciens pratiquaient également une médecine par les songes au sein du Sanctuaire d'Asclépios (dieu guérisseur). Il existe de nombreuses traces, à travers l'histoire de l'homme, qui témoignent de l'utilisation de pratiques s'apparentant à des techniques d'hypnose.

L'Hypnose comme « pratique » revêt différentes formes en fonction de l'intention qu'on lui prête : thérapie, analgésie, chamanisme, spectacle, amusement, découverte... Seul, accompagné ou en groupe...

Vous l'avez compris, il est difficile de donner une définition précise de l'Hypnose, de l'expliquer. Le mieux est de mon point de vue, d'expérimenter, de vivre cet état.

Les enfants ont cette capacité toute particulière à entrer dans un état d'hypnose très facilement, par leur imaginaire particulièrement développé, loin des limites imposées par le mental des adultes que nous sommes.

Je vous laisse à présent, découvrir et pourquoi pas, embarquer avec chacun de ces petits consultants, au cœur de leurs voyages hypnotiques racontés dans cet ouvrage.

- 19 -

Sandro

La corde tendue

« L'homme est une corde tendue
entre l'animal et le surhomme.
Une corde au-dessus d'un abîme. »
Friedrich Nietzsche

Il s'agit d'un de mes premiers accompagnements enfants :

Sandro a 11 ans, nous sommes en fin d'année scolaire et la rentrée au collège se profile.

Mais là, Sandro ne va pas bien. Sa maman m'explique qu'il ne veut plus retourner dans sa classe et se réfugie à la bibliothèque pour pleurer quand il est à l'école.

Depuis plusieurs mois, Sandro est victime de harcèlement par des élèves de sa classe et il n'en peut plus !

Sa maman a, bien entendu, contacté la maîtresse et la directrice, qui ont incité les élèves « harceleurs » à faire une lettre d'excuse et essayé différentes solutions infructueuses.

Malgré l'intervention des adultes le problème persiste : insultes, objets divers et variés lancés sur lui. Sandro se sent très mal moralement (beaucoup de pleurs et des idées suicidaires) et physiquement (maux de ventre, de tête, difficulté à respirer).

La maman essaie de changer le collège d'affectation pour l'entrée en 6ème car il est terrorisé à l'idée de retrouver les mêmes élèves et que le cauchemar recommence. Une rencontre avec le pédopsychiatre est prévue pour cela.

Je reçois donc Sandro pour la première séance. Nous discutons de ce qu'il aime, de sa famille et du problème à l'école. Il me décrit ce que les autres enfants lui disent et comment ça le blesse : il a envie de pleurer, souhaite que ça s'arrête « de quelque façon que ce soit » et surtout ne veut plus aller à l'école. Pour le dernier point, c'est réglé en ce qui concerne les deux mois à venir puisque les grandes vacances arrivent.

Je lui demande ce qu'il attend de l'hypnose, ce qu'il aimerait vraiment, là maintenant.

Sandro — J'attends que ça me décontracte un petit peu, que je sois plus calmé, que je sois plus fort dans ma tête parce que je pleure dès qu'on me dit un truc.

M-C — D'accord, tu veux être plus fort dans ta tête, plus calme… C'est quoi exactement cette émotion que tu veux calmer : de la colère, de l'énervement ?

Sandro — Je ne sais pas exactement. C'est de la colère et de la tristesse. J'ai l'impression que les deux quand elles se mélangent, ça fait un truc pas possible !

M-C — La colère et la tristesse qui se mélangent, ça fait comment ?

Sandro — Je pleure et je suis énervé aussi.

M-C — Et tu voudrais apprendre à gérer ça ?

Sandro — Oui.

M-C — Et ça serait comment être plus fort dans ta tête ?

Sandro — Quand les autres me disent un « clash », comme « tu es gros, tu as fait tomber l'avion dans la mer », je n'arrive pas à répondre, je me laisse faire. J'aimerais me défendre un peu plus mentalement ou laisser aller mais pas en pleurant par la suite.

Il faut savoir que pour « l'aider », ce jeune garçon avait plusieurs prises en charge différentes chaque semaine durant l'année scolaire : orthophoniste, psychologue, psychiatre… et aucune impression de changement, exception faite, peut-être de l'ostéopathe dont les séances lui faisaient du bien durant quelques temps.

D'ailleurs le jour de notre séance, il l'avait vu la veille ; mais me dit se sentir quand même tout coincé « là », en me montrant le cou et les épaules.

M-C — Donc maintenant, le plus important pour toi ce serait quoi ?

Sandro — D'arriver à me détendre, parce qu'en ce moment, je suis tendu et je n'arrive plus à dormir du tout.

M-C — C'est comment être tendu ? Si tu devais me le décrire.

Sandro — C'est par exemple un bout de ficelle, qui au lieu d'être détendue, est très fort tendue.

M-C — Et qu'est-ce qui tend la ficelle ?

Sandro — Ce sont des mains pour tirer fort à chaque bout, avec plusieurs personnes : une petite, une grande, une moyenne, un chauve, un barbu et c'est tout. En fait, il y a trois personnes, une de chaque côté et une au milieu.

M-C — Et qu'est-ce qu'elle fait celle qui est au milieu ?

Sandro — Elle essaie de se défendre comme elle peut pour éviter que la corde se tende.

La personne du milieu est « comme moi » et je ne connais pas les deux autres mais elles ne sont pas de forces égales.

M-C — Qu'est-ce qu'il faudrait pour aider la personne du milieu à faire relâcher la tension de la corde ?

Sandro — Je ne sais pas.

M-C — Et si on allait lui demander …

Sandro a déjà fermé les yeux, depuis un bon moment et je calibre un état de transe…

Je lui propose d'imaginer un passage avec des pierres, il en visualise sept. Celles-ci lui permettent de traverser un cours d'eau, puis une fois de l'autre côté de la berge, d'accéder à une île à l'intérieur de laquelle il se retrouve comme dans une forêt magique où il peut ramasser des plantes qui guérissent. Il y a aussi des baguettes magiques et plein d'objets aux pouvoirs étonnants.…

Il prend alors un temps pour observer, les trois personnes et la corde tendue qui sont là, devant lui. Puis s'approche de celle qui se trouve au milieu de la corde.

Je l'invite à lui demander de quoi elle a besoin pour amener les deux autres, le chauve et le barbu, de chaque côté, à relâcher la tension… En rappelant à Sandro que lors de la traversée de la rivière, il a pu récupérer dans la forêt, mais aussi dans l'eau, des forces, des ressources, des connaissances et quoi que soi d'important dont il a besoin. Qu'il a pu se connecter à son expérience, ses connaissances et tout ce qu'il a appris car même à onze ans, on a déjà compris et appris des choses, qu'il a plein de richesses à l'intérieur de lui.

M-C — Et si moi, je ne sais pas de quoi a besoin ce garçon au centre de la corde : de mots, de savoir dire, expliquer, argumenter pour convaincre les deux autres de relâcher la tension. Je ne sais pas s'il a besoin de force, de compréhension, d'amour… Je suis certaine qu'une partie de toi Sandro, le sait.

La tête est penchée sur le côté, j'ai l'impression qu'il pourrait être endormi car plus un son ne sort de sa bouche ; mais quand je lui suggère qu'il peut me parler tout en restant profondément en transe pour me signaler, quand il a fini de s'adresser à cette partie de lui qui lui ressemble et qui est au centre de la corde et qu'elle lui a dit ce dont elle avait besoin pour détendre la corde ; j'obtiens un « oui » bien audible.

Alors Sandro donne ce qu'il y a à donner, dit ce qu'il y a à dire, fait ce qu'il y a à faire et observe, ressent ce qui se transforme et comment la corde se détend, comment les deux autres personnes à chaque bout peuvent relâcher la tension, juste ce qu'il faut, sans la lâcher complètement pour pouvoir la tendre à nouveau en cas de besoin.

Le Sandro au centre de la corde sait maintenant qu'il peut faire et comment faire. Et même se permettre de détendre et de retendre la corde pour sentir ce nouveau pouvoir !

Quand c'est ok pour lui, j'invite Sandro à accepter les remerciements de cette partie de lui qui, en échange, lui offre un cadeau représentant le pouvoir qu'il possède de donner, de communiquer, de faire…

Puis c'est le moment de repasser sur l'autre rive, tout en sachant qu'il sera possible de retraverser la rivière, emprunter les sept pierres pour retrouver cette partie de lui, s'il en a envie ou besoin.

Sandro met un peu de temps pour revenir dans la pièce, vers le monde extérieur. Il rapporte avec lui l'image du cadeau qui représente le pouvoir, celui du maître de la corde qui lui permet d'être tendu, juste ce qu'il faut.

Je lui propose de dessiner ce présent qu'il trouvera dans la « vraie vie » (fabriqué, offert, trouvé ou acheté…).

L'expérience lui semble « bizarre » mais d'un autre côté, il se sent très « détendu » !

Nous nous sommes rencontrés trois autres fois pour travailler et renforcer sa confiance en lui.

En septembre, la maman de Sandro est venue me voir pour me dire que la rentrée c'était plutôt bien passée. Il n'avait pas voulu changer de collège.

Cynthia, Marie et les autres...
Etat de crise

« L'esprit est une puissance
de prêter à une circonstance actuelle
les ressources du passé et les énergies du devenir. »
Paul Valéry

Aujourd'hui, état de crise dans l'école où je travaille. Une attaque a eu lieu dans le lycée voisin et nous sommes tenus au confinement avec les enfants... L'agresseur est en fuite et pourrait se trouver dans le quartier.

Dans ce genre de situation, nous sommes confrontés à la fois à la gestion des enfants, mais aussi des parents en panique qui veulent récupérer leurs enfants en s'accrochant au portail, étant persuadés que leurs petits seraient plus en sécurité avec eux. Ce que je peux comprendre, étant moi-même maman.

Des mamans pleurent et des papas s'énervent devant l'entrée de l'école, un des papas (que j'avais eu en classe étant petit) profère de violentes menaces à mon encontre, si son fils ne lui est pas rendu immédiatement. Cherchant à l'apaiser (et à m'apaiser moi-même aussi, je dois l'avouer), il me vient l'idée de lui demander de nous aider en surveillant les alentours afin de s'assurer qu'il n'y a pas de danger à l'extérieur. Nous arrivons ainsi à calmer les parents qui se mettent à sillonner les environs.

À l'intérieur c'est un peu la panique également : certains des enfants sont en larmes, un petit groupe de CP est terrorisé (d'autant plus qu'un autre papa est arrivé à rentrer dans l'école en enfonçant la porte), ils se demandent si c'est un exercice et pourquoi ce n'est pas comme les autres fois ? Je leur réponds que ce sont tous les exercices qu'on a faits auparavant, qui nous permettent de si bien faire maintenant, ce qu'on a à faire et leur rappelle l'histoire des petites fourmis dans « Minuscule[8] », si petites qu'elles donnent l'impression d'être fragiles et pourtant elles sont capables de transporter une boîte remplie de sucres en morceaux tellement elles sont fortes quand elles restent ensemble.

C'est comme eux, là maintenant, ils peuvent se sentir très forts, tous ensemble à faire si bien, ce qu'ils ont appris lors des exercices… Les pleurs s'apaisent un peu.

Les enfants sont regroupés dans les classes de l'étage. Des jeux, des livres et un dessin animé leur sont proposés pour les occuper. Nous ne savons pas combien de temps nous allons rester bloqués là.

---

[8] « Minuscule - Les Fourmis (saison 2) » sur YouTube :
https://www.youtube.com/watch?v=AGek0XLmbLI

Une petite fille de CE1 pleure en répétant qu'elle a peur. Mais de quoi a-t-elle peur exactement, dans l'instant présent et dans cette classe ? Elle me dit que ce sont les autres qui racontent qu'il y a eu un attentat.

(Les adultes aussi s'en donnent à cœur joie dans les suppositions de blessés et de morts, oubliant probablement, que les enfants ont des oreilles.)

Je lui demande si elle aime les histoires qui font peur, elle m'affirme que « oui », mais que là elle a **vraiment** peur !

M-C — Et comment fais-tu quand tu as peur dans les histoires ?

F — Je sais que ce ne sont que des histoires !

M-C — Et là, dans cette classe, ce que les autres racontent ce sont des histoires pour te faire peur ou c'est ce qu'ils ont vu de leurs propres yeux ?

Elle ne répond pas (d'ailleurs, je n'attends pas de réponse de sa part), réfléchit et se calme progressivement en répétant tout doucement : « Ben non, ils n'ont rien vu puisqu'ils sont là avec nous ».

Cynthia veut que ça s'arrête… Que les attentats dans le monde s'arrêtent, parce que les gens qu'on aime s'en vont et que ça lui fait trop de peine… Marie veut être avec sa famille.

Elles se sont toutes les deux blotties côte à côte sous un des bureaux.

Je leur propose une expérience, car les enfants ont cette possibilité étonnante de voyager dans leur tête. Ils sont forts pour ça. Les adultes, pour certains, ont un peu perdu cette capacité.

Tout d'abord, je leur demande quel est l'endroit où elles aimeraient se retrouver, là maintenant, un lieu où elles se sentiraient bien au calme *(je ne parle volontairement pas de sécurité pour éviter de les ramener à la situation présente)*. Ça peut être n'importe quel endroit et même un pays complètement imaginaire, avec tout ce qu'elles ont envie d'y trouver à l'intérieur. Je les invite à fermer les yeux, pour mieux voir.

« Et peut-être qu'il faut d'abord ouvrir une porte ou traverser un passage ou écarter un rideau pour accéder à ce lieu… Et une fois à l'intérieur, vous pouvez observer et construire le paysage qui vous plait, alors que tout ce qui se passe à l'extérieur, les sons, les mouvements s'éloignent de plus en plus… Il est même possible de laisser la porte se refermer derrière vous, ou tirer le rideau si vous le souhaitez, jusqu'à ce que le calme s'installe encore plus… »

Je les accompagne dans un brouhaha impressionnant. Un coup de sifflet se fait même entendre, une tentative désespérée d'une maîtresse afin de faire taire les élèves. Cynthia et Marie ouvrent les yeux et les referment aussitôt pour replonger dans leur monde.

Elles prennent du temps, celui dont elles ont besoin, choisissent un petit geste qui sera comme un lien pour retrouver cet univers de calme à chaque fois qu'elles en auront envie, avant de revenir vers le monde extérieur, dans la classe, avec tous les autres enfants.

Un joli sourire se dessine sur leurs visages. Elles me montrent le petit geste qu'elles ont choisi et continuent à se raconter ce qu'elles ont vécu, alors que vient le moment de sortir de ce confinement.

Apparemment, les gendarmes ont attrapé le responsable de l'agression.

Le lendemain, pendant la récréation, tout le monde discute de ce qu'il s'est passé la veille. Ce n'est pas le genre d'évènement qui se produit tous les jours (Heureusement d'ailleurs !) et donc les conversations vont bon train.

Certains des enfants avaient des frères et sœurs au lycée ce jour-là et le besoin de soutien psychologique c'est fait sentir par la suite, mais c'est une autre histoire.

Quant à Cynthia et Marie, elles semblent remises de leurs émotions. Je les vois se diriger vers moi en faisant leur petit geste pour me crier avec un grand sourire : « Regarde ! Ça marche ! » en fermant les yeux.

Raphael a le bras cassé

"Que serions-nous sans le secours de ce qui n'existe pas ?"

Paul Valéry

Raphaël a 7 ans, son bras est cassé. Je ne suis pas médecin mais vue la forme de celui-ci, aucun doute sur la nature de la blessure.

Une mauvaise chute dans la cour et une rencontre fracassante avec le sol… Enfin bref, là dans l'immédiat, Raphaël souffre beaucoup, et a très peur en attendant les pompiers.

Chaque matin, avant de commencer à travailler avec le petit groupe d'enfants que j'accompagne en soutien, et dont Raphaël fait partie, nous avons l'habitude d'imaginer une histoire grâce aux « Cartes créatives » de Lise Bartoli[9].

Les enfants ont appris à retrouver cet endroit secret auquel ils sont les seuls à accéder : une gigantesque bibliothèque qui contient

---

[9]Lise BARTOLI est psychologue clinicienne et hypnothérapeute, formatrice, conférencière internationale et auteure de plusieurs ouvrages.

les informations de leur « inconscient », tous leurs souvenirs, leur histoire et leurs expériences de vie. Nous avons imaginé ensemble comment arriver jusqu'à cette bibliothèque ou plutôt cette « salle des histoires ».

Il s'agit de passer tout d'abord par un grand hall d'entrée, dans lequel se trouvent plusieurs portes s'ouvrant sur différents espaces (le pays des émotions, le jardin des rêves, la caverne aux trésors etc…).

Une fois dans la « salle des histoires », les enfants choisissent un livre qui les attire et racontent ce qui leur vient en tête en s'aidant des cartes symboliques de Lise Bartoli, tirées au hasard (Le principe étant que les enfants puisent une carte dans chaque catégorie : Héros, Problème, Allié, Objet magique, en pensant à ce qui leur pose problème pour au final, imaginer une solution heureuse. Vous trouverez deux de ces histoires crées, à la fin du livre).

Pour en revenir à Raphaël, celui-ci est toujours en pleurs et très angoissé en regardant son bras, à la drôle de forme, un peu comme la foudre que Zeus tient dans sa main (symbole de son pouvoir).

Afin de défocaliser son attention et lui permettre de s'apaiser, je lui propose de retrouver sa « salle des histoires ». Tout à fait partant, il ferme les yeux mais ne visualise pas la porte d'entrée.

Bizarre ! Pourtant, il avait l'habitude de faire l'exercice !

M-C — Mais que se passe-t-il ? Qu'est-ce qui t'empêche de voir la porte ?

Raphaël — C'est tout noir !

M-C — Zut, c'est embêtant ça. As-tu pensé à allumer la lumière ?

Raphaël — Ah non ! Je ne savais pas.

M-C — Tu sais, il m'arrive aussi d'oublier.

Parfois, c'est parce que je ne trouve plus le bouton de commande ; d'autres fois, c'est parce que j'ai encore la tête ailleurs ou des préoccupations.

Alors dans ce cas, je fixe mon attention sur quelque chose qui m'aide à retrouver ma porte, comme une voix, de la musique quand il y en a ou une idée que j'aime bien.

Tiens par exemple, quel est ton héros préféré ?

Raphaël — C'est Ironman !

M-C — OK, super ! Et Ironman, il fait comment quand il est dans le noir ?

Raphaël — Il a une lampe torche super puissante, mais y a que lui qui la voit.

M-C — Parfait, tu crois qu'il peut te la prêter sa lampe torche super puissante ?

Raphaël — Oui, c'est mon copain... Ça y est, je vois la porte !

M-C — Très bien, alors quand tu es prêt, tu peux entrer dans ta salle des histoires et t'installer confortablement, tu sais comme on le fait d'habitude ?

Mais avant, est-ce que tu peux aussi demander à Ironman de te prêter ses gants ? Tu sais, ils sont très spéciaux, une fois qu'il les a enfilés, ses mains et ses bras sont protégés et il ne ressent plus rien.

En plus, ça lui donne une grande force !

Et en plus, tu n'as besoin de rien faire d'autre que de rester parfaitement immobile pour les mettre, car ce sont eux qui viennent s'ajuster à tes mains et tes bras.

Raphaël — Ça y est, j'ai les gants !

M-C — Ok, super ! Tu fais ça très bien ! C'est comment là, bien installé dans ta salle des histoires avec les gants et la lampe torche super puissante ?

Raphaël — Ça va.

Je n'insiste pas. Raphaël, est calmé, assis tranquillement dans le fauteuil du bureau, les yeux fermés.

C'est ce moment que choisit le médecin des pompiers pour arriver. N'étant lui-même, pas formé à l'Hypnose, il me propose de continuer à accompagner Raphaël pendant qu'il s'occupe de son bras.

Je fais du mieux que je peux. Avec un certain manque de coordination par moments, il faut l'avouer.

J'arrive tout de même à guider Raphaël pour garder son attention fixée sur le « gant magique » d'Ironman, pendant que le médecin injecte un calmant et pose l'attelle qui maintiendra le bras durant le transport vers les urgences.

Cette expérience m'a vraiment confirmé à quel point, le choix des mots employés lors d'une situation, qu'elle soit d'urgence ou suite à un accident, peut aggraver le stress ou bien au contraire, permettre de l'apaiser.

En effet, j'imagine que vous avez tous, déjà entendu ce genre de phrase : « N'ai pas peur. » « Calme-toi ! » « Attention, ça va un peu piquer ! » etc… Quels effets, celles-ci ont-elles eu sur vous ? N'ont-elles pas augmenté votre peur, votre stress ou la sensation douloureuse que vous éprouviez ?

De plus en plus de personnels de santé se forment à l'Hypnose et je trouve que c'est une bonne chose.

Quelques jours plus tard, Raphaël est revenu à l'école, ne gardant de cette aventure, qu'un vague souvenir et un plâtre qu'il arbore fièrement comme un véritable trophée.

Eliot et Yanis
Quand ça veut, ça veut…
Et quand ça ne veut pas, ça ne veut pas !

« Il faut viser la lune, parce qu'au moins,
si vous échouez, vous finirez dans les étoiles. »
Oscar Wilde

Deux expériences avec des enfants qui m'ont encore une fois montré à quel point il est important d'être à l'écoute.

Eliot 10 ans, vient de tomber dans la cour, il a un « œuf » au niveau de la paume de main, avec une belle égratignure et comme c'est la main avec laquelle il écrit, il lui est impossible de se concentrer sur autre chose que sa douleur[10].

---

[10] Selon la définition de l'OMS : « La douleur est une expérience sensorielle et émotionnelle désagréable, liée à une lésion tissulaire réelle ou décrite comme telle». Le terme « douleur » appartient donc au domaine médical.
En hypnose, on gère une **sensation** désagréable pour la rendre plus confortable et on dispose de différentes techniques pour cela.
Celle utilisée dans ces deux exemples s'appelle : la « réification » consistant à donner les caractéristiques ou à transformer en objet, animal ou personne, ce qui ne l'est pas.

Je lui propose dans un premier temps de soigner sa blessure et mettre un pansement dessus, puis de retour en classe je lui dis que maintenant qu'on a fait le nécessaire, s'il demandait à sa tête de diminuer la sensation ?

Il me regarde d'un drôle d'air, je l'invite alors à imaginer cette douleur comme si elle était devant lui, d'observer sa taille, sa forme, sa couleur avec la possibilité de fermer les yeux pour mieux la voir…

Voilà sa description :

Sa couleur : rouge avec un peu de blanc.

Sa forme : comme une pointe qui pique, orientée vers le bas

Et sa taille : un peu grande…

M-C — Comment tu aimerais qu'elle se transforme, pour que cette pointe te gêne moins ?

Eliot — Il faudrait qu'elle soit vers le haut, comme ça elle ne pourrait plus me piquer et puis si la pointe pouvait aussi être moins pointue, ça serait encore mieux.

M-C — Est-ce que tu pourrais faire ça ? Retourner la pointe et peut-être que tu peux choisir un outil, quelque chose pour arrondir ou couper, émousser la pointe afin qu'elle devienne inoffensive. Tu me diras quand c'est bon !

J'observe Eliot qui agite ses bras, il sent que ça force un peu mais arrive à retourner la pointe et à arrondir le bout.

Eliot — Maintenant, c'est comme un « bâton », tu sais ceux qu'on utilise pour jouer au baseball ? Il ne me fait pas mal et en plus, je pourrai m'en servir pour me protéger.

Dans un deuxième temps et pour augmenter l'effet, Eliot choisi de changer la couleur : « bleu, c'est ma couleur préférée » me dit-il.

M-C — Ok, va pour le bleu. Je lui précise qu'il peut utiliser quoi que soit pour changer la couleur, un feutre, un crayon de couleur, de la peinture ou peut-être même une poudre magique…

Un sourire se dessine sur son visage avec un beau « oui, elle est bleue maintenant. ».

Je l'invite alors, quand il est complètement satisfait, d'ouvrir à nouveau les yeux et maintenant qu'il sait comment faire, il pourra refaire tout seul, à chaque fois qu'il en aura besoin.

Nous avons continué la classe, sa main fonctionnant à nouveau parfaitement bien. Et petit bonus, Eliot semblait plus enthousiaste que d'habitude au niveau du travail scolaire.

Magique, n'est-ce pas ? Quand ça veut, ça veut !

Mais ce n'est pas toujours le cas :

Yanis 8 ans, arrive ce matin-là à l'école, il a eu « LA piqûre au bras » et éprouve le besoin de le dire à chaque adulte qu'il croise…

Cependant trois heures après, il est en larmes dans sa classe, il a mal ! Sa maman est prévenue afin qu'elle vienne le chercher. Les pleurs diminuent mais… Voilà, maman ne peut pas (ou ne veut pas ?) venir tout de suite, alors la douleur redouble et les sanglots aussi.

Je demande à Yanis : « cette douleur, ça serait comme quoi si je devais la prendre dans les mains ? Est-ce qu'elle a une forme ? Est-ce qu'elle a une couleur ? »

Yanis — Je vois que la couleur : « **rouge** ». Non y'a pas de forme et pas de taille.

M-C — C'est bien déjà ! Ce rouge, il est comment ? Très très rouge foncé, un peu rouge ou assez clair ?

Yanis — Il est très très rouge foncé, parce que ça fait très très mal !

M-C — Tu aurais envie de la rendre plus douce cette couleur ? Tu sais, je suis sûre qu'il existe un moyen de baisser l'intensité de la douleur, peut-être avec une télécommande, comme pour la télé quand on veut changer le volume du son ou modifier l'image.
Il est d'accord.

Avec enthousiasme, il choisit son modèle de télécommande et fait un premier essai, pour voir si elle fonctionne bien, je lui propose d'appuyer sur le « plus » juste une fois, pour ressentir : « Oui la douleur augmente un peu ».

M-C — Ok, génial ! Parce que s'il est possible d'augmenter, il doit être également possible, en appuyant sur le « moins », de diminuer l'intensité… Et là, je le vois appuyer désespérément sur le moins… Et il appuie… et il appuie… et le visage se crispe…

« Ça ne marche pas » me dit-il.

M-C — D'accord, peut-être que cette télécommande-là est bloquée, ça arrive parfois.

Je lui propose de tester une autre télécommande et lui demande quelle est sa couleur préférée… Et là, il me répond : « **le rouge** » en ajoutant : « je veux que maman vienne me chercher ! »

Alors, je lui dis simplement que j'ai compris ; il aime bien le rouge et sa maman va venir le chercher c'est sûr, et sa douleur va disparaître, c'est sûr aussi, mais qu'il va falloir attendre un petit peu, le temps que maman arrive.

Je n'insiste pas et le laisse retourner à sa place en se tenant le bras (mais sans pleurer !).

La douleur a souvent une réelle utilité dont il faut tenir compte mais le message qu'elle transporte n'est pas toujours celui qu'on imagine. Dans le cas de Yanis, il est bien évident que la sensation ne s'apaisera pas tant que sa maman ne sera pas venue le chercher.

Quand ça ne veut pas, ça ne veut pas !

Marine se ronge les ongles

Marine a 12 ans et se ronge les ongles depuis « tout le temps » comme elle dit.

Différentes solutions ont été tentées : les vernis et certains remèdes de grand-mère, mais rien n'y fait.

Je reçois Marine avec sa maman. J'ai l'habitude de m'adresser à l'enfant, mais là, même si je pose les questions à Marine, c'est le plus souvent sa maman qui répond. Ce n'est pas grave, en observant les réactions et micro-expressions de la petite fille, j'obtiens quand même, beaucoup d'indications.

Dans un premier temps, je cherche à savoir ce que le fait de se ronger les ongles lui apporte, est-ce de la détente, de la confiance, du calme ? Y a-t-il une composante émotionnelle dont il faudra tenir compte ou est-ce simplement devenu une habitude, un automatisme ?

M-C — Quels sont les moments où tu te ronges le plus tes ongles ?

Marine — Souvent quand je m'ennuie en classe, je ronge. Quand je fais mes exercices, mes devoirs. Quand je regarde la télé, quand je danse, quand j'attends quelque chose… En fait, je le fais tout le temps.

M-C — Et maman a dit « depuis toujours », c'est-à-dire, depuis combien de temps ?

Marine — Depuis l'âge de 4 ans environ, mais…

La Maman — Souvent elle me demande une balle anti-stress pour malaxer quelque chose, je lui dis de mâchonner un stylo. Et elle est assez perfectionniste, a peur des mauvaises notes, c'est pourtant une bonne élève dans les matières qu'elle aime, elle a 16 de moyenne générale. Elle déteste l'histoire-géo…

(La maman m'avait déjà évoqué le stress de Marine.)

Marine — Et la techno !

M-C — Tu te ronges plus les ongles en Histoire-géo et en techno, c'est ça ?

Marine — Comme ce sont des matières que je n'aime pas et que je ne comprends pas, alors quand je ne comprends pas, je me ronge les ongles pour m'**occuper**.

M-C — Alors si je comprends bien, quand tu ne comprends pas, tu te ronges les ongles pour t'**occuper. Et ça t'occupe** ?

(Il est intéressant de noter la différence entre ce qu'imagine la maman : Marine se ronge les ongles à cause du stress et ce que m'évoque Marine : je me ronge les ongles pour m'occuper. Ce qui ne veut pas dire qu'il n'y a pas une composante de stress aussi.)

Marine — Oui

M-C — OK... Fais voir un peu comment ils sont ? *(Marine me montre ses mains)* Wouhaa ! Ils sont rongés impeccables, c'est du beau travail de rongeage ça ! *(Je reprends l'idée de perfectionnisme).*

Et là, comme ils sont maintenant, tu arrives encore à les ronger *(les ongles sont extrêmement courts)* ?

Marine — Hum...

La maman intervient, mais je ne rebondis volontairement pas sur ce qu'elle dit pour recentrer la séance sur Marine et ce qu'elle veut, elle. Ce qui m'intéresse, ce sont ses croyances, ses désirs et ses attentes à elle pour partir de ce que la petite fille apporte et avoir son implication.

M-C — Donc toi, qu'est-ce que ça va t'apporter de ne plus te ronger les ongles ?

Marine — Ben en fait, je ne sais pas. J'ai envie d'avoir les ongles plus longs. Mais c'est aussi parce que maman me dit que quand je me ronge les ongles, il y a plein de bactéries qui vont dans mon ventre et ça peut provoquer des maladies.

M-C — Ah oui ! C'est vrai que les mains sont pleines de bactéries, même si on les lave bien. Pour ça, maman n'a pas tort. Et ça serait pire si tu te rongeais les ongles des pieds ! (*L'humour et un peu de provocation apporte de la légèreté à la séance et me permet de créer du lien*)

Marine (*avec un sourir*e) — Ah ça NON, je ne les ronge pas !

M-C — Bon alors, tu vas avaler moins de bactéries. Et qu'est-ce que ça va t'apporter de plus ? Comment tu te sentiras quand tu ne te rongeras plus les ongles des mains ?

…. Silence, Marine réfléchit…

M-C — Finalement qu'est-ce qui te motive à arrêter ?

Marine — Je ne sais pas.

M-C — Hum, hum… Tu m'as dit que tu voulais avoir les ongles longs, alors quand ils auront poussé, qu'est-ce que ça va t'apporter de plus ?

Marine — Je ne sais pas. Souvent, ce n'est pas que je suis jalouse, mais j'aimerais bien être comme mes copines. Parce que toutes mes copines de la classe, elles ne se rongent pas les ongles.

M-C — Ok, elles ne se rongent pas les ongles, mais peut-être qu'elles font d'autres choses que tu n'aimerais ou que tu ne fais pas toi. Donc c'est pour être comme les copines ?

Marine — NON ! Pas que pour ça, j'aimerais vraiment avoir les ongles longs ! Mais je n'y arrive pas. C'est un peu comme un tic, dès que je ne sais pas quoi faire, je mets les mains à la bouche, c'est plus fort que moi.

M-C — Et quand tu auras les ongles longs… Imagine, là tu as les mains avec les ongles longs. Tu les veux longs comment ?

Marine — Ben un peu comme maman. Ça serait déjà bien.

J'invite Marine à se projeter dans le futur en la guidant pour verbaliser de la manière la plus précise, comment elle se sent sans le problème qui l'amène dans mon cabinet. C'est en quelque sorte, une façon d'indiquer à son esprit, l'objectif à atteindre et de commencer à envisager (toujours à un niveau inconscient) des solutions possibles.

M-C — En quoi tu penses que l'Hypnose va pouvoir t'aider ?

Marine — Ben je ne sais pas, moi je ne pensais pas que ça pourrait m'aider, c'est maman qui m'en a parlé.

M-C — Qu'est-ce c'est pour toi l'Hypnose ?

Marine — Je ne sais pas. J'ai regardé des films avec des pendules. Maman m'a dit que vous alliez me parler.

Je demande à la maman :

La Maman — Je ne sais pas non plus, mais on en entend beaucoup parler pour l'arrêt du tabac et aussi à l'hôpital, j'ai lu qu'on pouvait faire des opérations sous hypnose… Donc, moi je pense que ça peut l'aider.

M-C — Vous voulez faire une expérience, toutes les deux ?

Je leur propose l'expérience du ballon de Rossi[11] afin de permettre à Marine et sa maman de découvrir un début d'état hypnotique et de tester comment Marine fonctionne en Hypnose.

.... Je ne détaillerais pas le déroulé. Il me semble plus intéressant de noter là, le fait qu'elles se soient toutes les deux, complètement plongées dans l'expérience...

M-C — Vous avez pu sentir une tension entre vos mains puis le fait qu'elles se rapprochent quand le ballon se dégonfle, sans que ça ne soit volontaire, c'est comme si une partie de vous avait pris le contrôle par l'intermédiaire de votre imagination. C'est un exemple de ce qu'on peut faire en hypnose.

(Je ne suis pas certaine qu'elles soient toutes les deux complètement sorties de l'expérience.)

M-C — Alors, est-ce que tu es d'accord là maintenant, Marine, comme lors de l'expérience du ballon, de demander à cette part de toi qui a permis de rapprocher les mains, si elle peut trouver une autre façon de faire qui t'apporte les mêmes bénéfices (du calme,

---

[11] ***Ballon de Rossi*** *: Il s'agit de placer ses mains devant soi pour **tenir un ballon et d'imaginer** celui-ci entre les paumes **en fixant son attention** sur sa tension, sa couleur, texture, consistance, odeur etc... Puis de repérer la valve pour le **gonfler** encore un peu **en soufflant** (profiter du souffle pour se débarrasser de ce qui dérange dans l'instant, sensation, émotions, souvenir... en imaginant qu'on l'envoie dans le ballon à chaque expiration) et sentir comment il grandit entre les mains qui s'éloignent l'une de l'autre.*
*Enfin, on **laisse le ballon se dégonfler**, les mains commencent alors à se rapprocher.*
***Quand les mains se touchent**, le corps peut se relâcher complètement alors que l'esprit devient plus léger.*

gérer l'ennui ou autre) mais qui soit mieux pour toi que de ronger les ongles.

Est-ce que tu es ok ? Tu veux qu'on fasse de l'hypnose ?

Marine — Ah ouii !

Pour entrer en transe hypnotique, je demande à Marine de choisir un point à fixer au centre de sa main et de laisser celle-ci se rapprocher automatiquement du visage.

Je choisis cette induction car l'expérience du ballon de Rossi avait bien fonctionné et que le problème qui ennuie Marine se situe au niveau des doigts. Donc le fait d'utiliser le mouvement automatique de la main va me servir par la suite et vous allez voir de quelle façon. Pour le moment, je ne sais pas encore quelle solution Marine va mettre en place.

M-C — Quel effet ça fait quand tu sens que ta main s'approche toute seule du visage ?

Marine — Je sens des petits chatouillements en plein milieu.

(Génial, voilà qui est intéressant !)

M-C — Ces chatouillements, tu pourrais les laisser se diffuser à l'intérieur des doigts.

Marine — Ça se diffuse sur ces deux-là *(en me montrant deux de ses doigts).*

M-C — Et s'ils continuaient à se diffuser sur les autres doigts et peut-être même les laisser aller jusque dans l'ongle. Un peu comme ces jeux qu'on met dans la main et qui provoquent une petite décharge quand on dit bonjour à quelqu'un d'autre.

Marine — Ah oui ! Ça pourrait être pareil alors, à chaque fois que je mets la main à la bouche, ça ferait une petite décharge, comme le jeu !

M-C — Oui, exactement ! Et est-ce que tu veux que ça aille dans tous les doigts en même temps ou est-ce que tu préfères que ça commence dans un ongle puis dans deux et ensuite dans trois etc.. ?

(Je suggère que maintenant que la sensation est là, elle va continuer à s'étendre.)

Marine — Oui je préfère que ça fasse dans un premier doigt puis dans deux doigts et dans trois et dans tous les doigts à la fin.

M-C — Est-ce qu'aujourd'hui tu as envie que ça s'installe dans une seule main pour faire un test ou dans tous les doigts des deux mains ?

Marine — Dans les deux mains.

M-C — OK, alors prends le temps que ça s'installe et tu me dis.

Marine — Ça commence à chatouiller dans le petit doigt !

M-C — Génial ! Alors quand ça chatouillera suffisamment fort, le petit doigt pourra se plier. *(Utilisation du mouvement idéomoteur qui est indépendant de la volonté, comme se ronger les ongles)*

Marine — Ça chatouille celui-là ! *(En me montrant le majeur qui se plie à son tour)*

M-C — Super ! Au fur et à mesure que ça va dans les doigts, les uns après les autres se plient en prenant le temps de bien installer le chatouillement. Et chacun des doigts sait que maintenant, il peut rester en toute sécurité en dehors de la bouche.

(Les doigts se replient les uns après les autres)

Et de façon automatique, maintenant, à chaque fois que toi, tu pourrais avoir envie de reprendre cette habitude, les doigts eux, ils savent qu'ils peuvent rester à l'extérieur en se repliant et en envoyant ce petit chatouillement. En plus, lorsqu'un doigt est replié, il devient tout à fait impossible de ronger l'ongle !

Et peut-être que tu peux tester maintenant !

Marine approche la main de la bouche et se met à rire car elle sent un petit chatouillis qui se déclenche instantanément !

Le problème a été résolu en une seule séance. Ça peut paraitre magique et tellement simple, mais je tiens à préciser que ce n'est pas toujours le cas.

Mathieu fait pipi au lit

> *« La logique vous mènera d'un point A à B.*
> *L'imagination vous mènera partout. »*
> *Albert Einstein*

Mathieu a 9 ans et souffre d'énurésie nocturne.

Tous les examens médicaux ont été fait pour s'assurer qu'il n'y avait rien au niveau physiologique. Il a un petit traitement pour renforcer l'hypophyse, m'informe sa maman. Au cours de l'entretien Mathieu utilise, facilement, des termes scientifiques très précis...

Parfois, il est important de prendre du temps en début de séance afin de connaître l'enfant, son mode de fonctionnement, de pensée, créer du lien et choisir le moyen le plus efficace pour lui permettre de changer ce qui le dérange.

Dans le cas de Mathieu, je me trouve face à un jeune garçon qui a besoin de comprendre et qui est dans le contrôle. Il est important de ne pas brusquer les choses pour éviter qu'il ne se sente en échec et incompétent (l'incompétence ou **impuissance apprise**[12] est un risque auquel je suis toujours très attentive)

Donc, je questionne beaucoup et de manière progressive.

M-C — Qu'est-ce qui t'amène ?

Mathieu — C'est un problème d'énurésie nocturne.

M-C — C'est bien le terme scientifique qu'on utilise, et comment ça se passe l'énurésie nocturne ?

Mathieu — Eh bien, c'est quand je fais pipi au lit.

M-C — La nuit ? toutes les nuits ?

Mathieu — Non trois ou quatre fois par semaine.

M-C — Donc il y a trois ou quatre nuits où le lit est sec. C'est plutôt en milieu de nuit, en fin de nuit ?

Mathieu — C'est plutôt près de la fin de nuit et souvent je ne me réveille pas, sauf quand c'est beaucoup.

M-C — Donc les quantités sont différentes. As-tu remarqué quand il y a plus de quantité ?

Je questionne sur les solutions éventuelles qui ont été tentées.

---

[12] **Impuissance apprise** : praticien et formateur en Hypnose, Jordan Verot explique très bien dans un article, illustré par une vidéo, le principe de l'incompétence apprise chez l'apprenant. (https://centre-hypnose-nice.fr/impuissance-apprise/)

Mathieu — C'est quand je bois beaucoup le soir. J'ai essayé de boire moins à partir de 18h et je ne bois que de l'eau. Mais ça ne marche pas trop.

M-C — Donc trois ou quatre nuits qui sont sèches. Et si on partait sur du positif. Parce que finalement, il y a une partie de toi qui sait exactement comment faire pour garder le lit sec. Et surtout pour retenir l'urine dans la vessie.
Ton esprit fait le nécessaire... L'inconscient ça te parle ?

Mathieu — L'inconscience oui. C'est quand on fait quelque chose qui est inconscient, enfin je ne sais pas comment expliquer. Ah oui, c'est quand tu t'es tapé la tête contre quelque chose et que tu ne te rappelles pas ce qu'il s'est passé.

M C   Oui c'est ça, par exemple. Et pendant que tu es inconscient, tu continues à vivre. Ton cœur continue à battre. Eh bien, il y a une partie de toi qui gère tout ça. Tu sais ton cœur qui bat, ta digestion, ta respiration, tes souvenirs, tes émotions, tes réflexes, et plein d'autres choses encore auxquelles tu n'as pas besoin de penser, qui se font de façon automatique.

Mathieu est en train d'acquiescer de la tête, je le lui fais remarquer.

M-C — Quand tu fais ça aussi avec ta tête, c'est ton corps qui est d'accord avec ce que je dis. Tu n'y as pas réfléchi. Ça t'est peut-être déjà arrivé de dire « oui, je suis d'accord » avec ta bouche alors que tu penses « non ! », dans ce cas, il est fort possible que ta tête ait un mouvement qui dit non.

Alors cette part de toi, les adultes l'appellent l'inconscient ou le subconscient où l'esprit inconscient, on pourrait aussi lui donner le nom de Mathieu bis par exemple ou tout autre nom.

Tu l'as compris, il y a une partie de toi qui gère tout ça. Qui gère les battements de ton cœur.

Ton cœur, il bat tout seul, tu ne t'en occupes pas. Et même encore plus fort, il accélère où il ralentit de façon automatique en fonction de tes besoins. Tu n'as pas vraiment de possibilité d'action là-dessus. Il est impossible d'accélérer ton cœur volontairement, en te disant « je veux qu'il accélère » comme quand tu te dis « je veux lever le bras ».

Mathieu — Ah ben si ! Je peux accélérer mon cœur !

M-C — Ah oui ? Génial ! Et comment tu fais ça ?

Mathieu — Eh bien si je cours, je suis essoufflé et mon cœur accélère.

M-C — Oui, tu as tout à fait raison. Indirectement, c'est tout à fait possible de modifier son rythme cardiaque.

Mais là, maintenant, si je te demande d'accélérer ton rythme cardiaque, tu peux essayer ?

J'observe Mathieu en train de réfléchir. Je suppose qu'il cherche un moyen le modifier son rythme cardiaque et il semble avoir trouvé au sourire qui se dessine sur ses lèvres.

Mathieu — Je peux le faire en arrêtant ma respiration !

Quand je retiens ma respiration, au bout d'un temps, je sens mon cœur qui bat plus fort.

M-C — Oui ! Encore une fois, tu as tout à fait raison ! La respiration permet de modifier le rythme cardiaque.

C'est amusant de faire des expériences comme ça !

Cependant je lui fais remarquer qu'il ne pourra pas rester bien longtemps sans respirer.

Et quand tu as envie de faire pipi dans la journée, tu arrives à contrôler combien de temps ?

(Mathieu est très à l'écoute, il termine mes phrases, il intervient.)

Comment tu fais pour contrôler ? Est-ce que tu sais ce qu'il se passe à l'intérieur de ton corps ?

Mathieu — Non. Juste je me dis que je ne dois pas faire pipi là maintenant et ça bloque le temps de trouver un endroit.

M-C — D'accord. Comment tu l'imagines, ta vessie ?

Mathieu — Comme une sorte de tube.

M-C — Tu veux bien me le dessiner ce tube ?

Mathieu dessine sa vessie avec des petits tuyaux rouge tout en m'expliquant :

Mathieu — Les tuyaux partent du ventre, je l'ai appris à l'école : Il y a un côté pour ce que j'ai bu et un côté pour ce que j'ai mangé, mais je ne me souviens plus trop.

*Il semble très appliqué à retrouver exactement ce qu'il a appris et a besoin de réexpliquer tout ce qu'il se passe dans le corps quand il boit et quand il mange. Ce qui amène à plusieurs digressions sur les aventures de Mathieu à l'école, la rencontre avec un poteau dans la cour de récréation le jour de la rentrée. Une petite virée à l'hôpital dont il ne se souvient plus exactement des détails et de l'**Inconscience** qu'il connaît bien. Je le laisse raconter car cela semble important pour lui d'explorer le fonctionnement de cette part de lui qu'il ne contrôle pas, cette forme d'**Inconscience**.*

M-C — C'est intéressant tout ce que tu me racontes.

En fait, si je comprends bien, tu réalises que quand tu étais inconscient, il y avait une part de toi qui continuait à fonctionner et c'est celle-là qui nous intéresse aujourd'hui.

Donc reprenons, si tu veux bien ? Pour toi, la vessie, c'est comme un tube, mais il est ouvert des deux côtés ?

Mathieu — Ben oui ! C'est ouvert en haut pour que la boisson rentre et c'est ouvert en bas pour l'évacuer.

M-C — Est-ce qu'il y a un système pour empêcher que ça ne s'évacue n'importe quand ?

Mathieu — Ben oui ! Mais quand je fais pipi, il y a des moments où ça part tout seul, il y a des moments où... Je ne sais pas trop comment dire. Parfois je n'ai pas envie d'aller faire pipi mais quand j'ai bu, je sais que je dois y aller.

M-C — Comment ça fait dans ton corps ? Est-ce que tu sens quelque chose de particulier qui t'indique que c'est le moment d'aller aux toilettes ?

C'est un peu difficile pour lui, d'expliquer ces sensations. Normal, ce ne sont pas des questions qu'on a l'habitude de se poser.

Mathieu — Ça me fait comme des frissons là (en me montrant le bas de son ventre). Ça fait un peu lourd et mon cerveau il dit : "évacuation !".

M-C — D'accord ! Super ! Ton cerveau dit « évacuation ! », et il sait très bien le dire quand c'est le bon moment. Dans la journée, il sait aussi dire « évacuation dans les toilettes ! », tu ne fais pas pipi n'importe où j'imagine, en classe, dans la cour de récréation, dans la rue...

Comment il fait à ce moment-là, pour empêcher l'évacuation quand ce n'est pas le moment, d'après toi ?

Mathieu — Parce que le cerveau est relié aux yeux et là par exemple, mes yeux voient bien que ce n'est pas le moment d'aller aux toilettes.

M-C — Alors si tu fermes les yeux là maintenant, ton cerveau ne sais plus s'il peut évacuer ou pas ?

Mathieu — Bah je ne sais pas, mais mon cerveau, il sait que, avant de fermer les yeux j'étais dans cette pièce et il pense que je suis toujours au même endroit, donc que ce n'est pas le bon endroit.

M-C — Ok, génial ! Donc ton cerveau sait si c'est le moment ou pas le moment et l'endroit ou pas l'endroit, en fonction de là où tu te trouves et de ce que voient tes yeux. C'est bien ça ?

Mathieu — Oui mais si j'ai vraiment envie de faire pipi, mon cerveau il dit « alerte ! » même s'il n'y a pas de toilettes à côté, « alerte, tu peux tenir encore un peu ! ».

M-C — Waouh ! C'est étonnant : alors là, maintenant, ton cerveau sait que tu es assis sur la chaise et quand tu vas te coucher, ton cerveau sait que tu es dans ton lit et que ce n'est pas l'endroit pour faire pipi. En tout cas quand tu es encore éveillé, c'est facile. Et quand tu dors, il y a des nuits, il sait exactement comment faire pour fermer les tuyaux et empêcher l'urine de sortir.

Ce que je me demande, c'est comment fait ton cerveau à ce moment-là ?

Mathieu — Eh bien même quand on s'endort, une partie du cerveau reste allumée.

M-C — Oui, c'est vrai, c'est logique, parce que si tout le cerveau s'éteignait, tu serais mort. Plus rien ne fonctionnerait, ni ton cœur, ni ta respiration, ni ta digestion, et puis tu n'aurais pas de rêve... Enfin bref, tu serais mort.

Est-ce que tu rêves la nuit ?

Mathieu — Oui, je crois.

M-C — Tu te souviens de tes rêves ?

Mathieu — Ce sont surtout des films d'horreur, ce ne sont pas des rêves, ce sont des cauchemars. Et les cauchemars le pire, c'est que ce n'est pas très intelligent. C'est faux mais j'y crois.

M-C — C'est ça qui est étonnant, c'est que le cerveau la nuit, quand il continue à fonctionner, que l'on dort, qu'on rêve ou quand on est en état d'hypnose, ce qu'il imagine, pour lui c'est vrai. Même si toi, ou plutôt ton autre partie du cerveau qui réfléchit, qui est logique, qui m'écoute alors que tu es éveillé, sait très bien que ce n'est pas la réalité...

Mathieu — Oui ! Sauf que la première partie arrive un peu à me convaincre.

M-C — Eh oui, la première partie arrive à te convaincre. Elle va déclencher des émotions, elle fait accélérer le cœur, elle te donne l'impression que tu es poursuivi, c'est comme si tu courais vraiment et ta respiration peut même, être beaucoup plus forte.

Et peut-être, qu'il t'est déjà arrivé de te réveiller comme si tu avais couru, comme si tu avais risqué un grave danger.

Mathieu — Une fois je me suis réveillé comme ça, mon cœur battait super vite et j'avais vraiment peur parce que j'avais fait un cauchemar.

M-C — Donc tu as bien compris, que quand tu dors, il y a une partie de ton cerveau qui continue à faire plein de choses. Et si tu pouvais demander à cette partie de faire comme elle fait dans la journée, et comme elle fait les nuits où tu te réveilles avec un lit sec, ce serait plutôt chouette non ?

Tu sais cette partie-là du cerveau qui crie « alerte, alerte ! Ce n'est pas l'endroit ! », lui expliquer que toutes les nuits, sont identiques aux trois ou quatre nuits durant lesquelles elle empêche le pipi de sortir.

Comment tu pourrais lui demander ça, lui expliquer ça, la convaincre cette partie du cerveau qu'elle sait faire et qu'elle peut faire toutes les nuits pour que le lit soit sec le matin ?

Mathieu — Humm, je ne sais pas.

Mathieu réfléchis, il marmonne tout bas quelque chose du genre « je pourrais faire comme ça… Non ça ne va pas marcher… »

M-C — Ok, et si tu savais, tu n'aurais probablement pas besoin de mon aide.

Ton tube, tu sais celui que tu as dessiné ; quand il est plein et qu'il ne peut pas se vider, comment il est le système de fermeture ?

Parce qu'il doit bien y avoir un système de fermeture !

Mathieu — Ben moi avant j'avais un système, quand j'avais envie de faire pipi et que je ne pouvais pas le faire, je faisais comme ça *(Mathieu se lève et sert les jambes comme une sorte de danse)*

M-C — Et ça fonctionnait ?

Mathieu — Ben oui.

M-C — Explique-moi comment le fait de faire ça (*je reproduis ses mouvements*) retenait le pipi.

Mathieu — Bah j'avais l'habitude de faire ça et je pense que mon cerveau, il devait se dire : « ah bah ça c'est le truc pour fermer : Fermeture ! »

M-C — D'accord ! alors comment ça se fermait ?

Mathieu — Bah je ne sais pas. Je n'y ai pas réfléchi.

M-C — Alors, si tu fermes les yeux là maintenant, imagine le système de fermeture. Est-ce que c'est un élastique, une fermeture éclair, un zip, un robinet ou tout autre chose ?

Mathieu (*en riant*) — Une fermeture éclair, oh non ! Ce n'est pas étanche !

M-C — Tu as raison ! Une fermeture éclair, ça n'est pas très étanche ! Est-ce que tu vois bien le tube là ?

Mathieu — Oui

M-C — De quelle couleur il est ?

Mathieu — Il est rouge.

M-C — Rouge, d'accord. Est-ce qu'il change de couleur quand il se remplit ? Si tu bois de l'eau ou une autre boisson, observe s'il reste rouge, s'il devient plus foncé ou plus clair, ou exactement pareil.

Mathieu — Non, il ne change pas de couleur.

M-C — Quand il se remplit, est-ce que tu le sens se remplir là maintenant ?

Mathieu — Hum oui (*Mathieu a les yeux fermés et présente tous les signes de transe hypnotique*)

M-C — Est-ce qu'il change de forme, le tube ? Est-ce qu'il grossit ou il s'étire ou il s'arrondit ?

Mathieu — Il reste pareil mais il se ferme.

M-C — Ok, il se ferme. Tu vois comment il se ferme ?

Mathieu — Je ne sais pas comment ça se ferme à l'intérieur de moi, mais moi je sais comment le fermer.

M-C — Génial ! Comment tu fais pour le fermer ?
Mathieu me montre avec ses mains.
Ok, tu me dis quand c'est bien fermé ?

Mathieu — Oui c'est bien fermé. Je vais pouvoir tenir un peu.

M-C — Super ! Donc tu sais que c'est fermé, comment c'est fermé ?

Mathieu — C'est la peau quand ça se touche, ça s'accroche. Les bords qui se rapprochent et se collent comme des aimants. Ça fait comme ça : « Alerte ! » Et brrrrr, les bords se rapprochent

(En accompagnant du geste avec les mains, mais aussi j'observe qu'il serre les cuisses. Je questionne)
Mathieu — Je préfère renforcer aussi avec les jambes, par plus de sécurité.

M-C — Tu es dans ton lit, là. Tu as une couette ou un drap ?... *(Je questionne pour approfondir encore l'état d'hypnose en le plongeant dans l'expérience) ...*

Tu es en train de t'endormir, mais avant de t'endormir complètement, tu demandes à la partie de ton cerveau qui va veiller sur toi... de s'assurer que le tube est parfaitement fermé, que les aimants sont bien collés et peut-être même, de permettre aux jambes de se serrer comme elles ont l'habitude de faire dans la journée, jusqu'au lendemain matin, jusqu'au moment où tu seras prêt à te lever pour pouvoir aller vider le tube au bon endroit.

En prenant tout le temps dont tu as besoin, là maintenant, je t'invite à demander à la partie de ton cerveau qui prend les commandes la nuit, de manière à ce qu'elle le comprenne, de maintenir le tuyau fermé avec l'aide des jambes si besoin ; comme elle le fait si bien les nuits où le lit reste sec.

Ta tête pourra faire un petit signe « oui » quand elle a bien compris et qu'elle est d'accord pour faire cela...

(En même temps, je prends les poignets de Mathieu pour mettre ses mains face à face)

Et au fur et à mesure que cette partie de ton cerveau installe et renforce le système, tes mains peuvent se rapprocher l'une de l'autre aussi vite que les choses se font et s'ajustent au niveau de la vessie.

Jusqu'au moment où tout ce qui doit être mis en place, sera mis en place de la meilleure façon qu'il soit pour toi, alors les mains pourront se rejoindre, comme un accord avec toi-même.

Les mains de Mathieu commencent à se rapprocher l'une de l'autre avec des petits à-coups.

Très bien, et quand c'est bon pour toi, tu pourras revenir avec moi dans cette pièce, en pleine forme.

Il te suffira juste de prendre quelques grandes inspirations et d'ouvrir les yeux quand ils auront envie de s'ouvrir tous seuls.

Mathieu (*en ouvrant les yeux avec un grand sourire*) — C'est bizarre ! C'est comme un trou noir qui rétrécissait et puis du blanc et ça devenait tout petit puis tout grand… C'était bizarre et rigolo en même temps.

M-C — Maintenant, il n'y a plus qu'à laisser faire ton cerveau et lui faire confiance.

Deux semaines plus tard, Mathieu est revenu au cabinet pour faire le point. A part une nuit un peu humide, le reste du temps, le lit est demeuré sec, malgré les différents tests tentés, comme un grand verre de coca avant de se coucher !

Kevin et le cheval « Farceur »

> *« On reconnaît sa route en découvrant*
> *les chemins qui s'en écartent. »*
> *Albert Camus*

Kevin 8 ans, a des difficultés de concentration, son esprit part ailleurs, il se disperse souvent.

Les deux parents sont présents à cette première rencontre. Ceux-ci m'expliquent les bilans neuropsychologiques et orthophoniques qui ont été réalisés à la suite de difficultés signalées par la maîtresse.

Puis, les relations compliquées avec l'enseignante de CE1, très sévère, dont Kevin semblait être la tête de turc.

Il était souvent en pleurs et présentait une certaine tristesse et appréhension à aller en classe.

L'année suivante, les parents ont décidé de le changer d'école afin de repartir sur de nouvelles bases.

Cette année scolaire se passe beaucoup mieux, il n'y a plus de pleurs et leur fils a retrouvé le sourire.

Sa maman m'explique que Kevin est un petit garçon très intelligent, mais il suffit qu'il entende un bruit et son esprit part aussitôt ailleurs. Dans ce cas, il est parfois difficile de recapter son attention.

« Si on lui demande d'aller se brosser les dents, *(précise-t-elle)* il nous arrive de le retrouver en train de jouer dans sa chambre avec le dentifrice et la brosse à dent posés à côté de lui. Ça devient problématique.

Maintenant, Kevin prend peu à peu conscience qu'il se laisse facilement distraire et demande qu'on lui répète les choses. Ce n'est pas tout le temps mais assez souvent pour que ça le rende malheureux. »

M-C — Comment tu vis les choses toi ?

Quand je te parle, les mots que je te dis, là, ou que papa et maman ou bien que la maîtresse explique, ils vont où, qu'est-ce qu'ils deviennent ?

Kevin — Ils restent un petit moment, après, ils partent, ils reviennent et ils repartent.

M-C — Ah oui ! Ça me fait penser à la télé, tu sais parfois on a l'image et le son et puis ça déconnecte, l'image se fige et on n'a plus le son et puis ça revient et ça se fige à nouveau.

C'est difficile de suivre l'histoire ou l'émission dans ce cas.

Est-ce que c'est un peu comme ça ?

Kevin — C'est toute une partie qui part et après ça revient.

M-C — Ok, et de quoi as-tu envie toi ? Qu'est-ce que tu aimerais changer ?

Kevin (*après un instant de réflexion*) – J'ai envie de changer le français parce que c'est un peu dur. -

M-C — Qu'est-ce que tu trouves dur dans le français ? C'est dur d'écouter ? C'est dur de faire ? C'est dur de retenir ?

Kevin — Ce n'est pas trop dur de retenir.

M-C — Alors qu'est-ce que tu voudrais qui soit plus facile ?

Kevin — Je ne sais pas.

Je sens que je me dirige vers une impasse et aujourd'hui, je me demande vraiment pourquoi je n'ai pas continué à explorer cette histoire de télé, d'image et de son qui fige puis revient ? Il est probable que la présence des parents a influencé mon attitude et m'a conduit à passer à côté d'une possibilité d'action intéressante.

Mais à ce moment-là, j'ai, semble-t-il, choisi de continuer à créer du lien en m'intéressant à ce petit bonhomme.

M-C — C'est comment ton école là, maintenant que tu as changé ?

Kevin — Bien.

M-C — Et comment s'appellent tes copains et copines.

Kevin — Eh bien il y a …. (*Kevin énonce au moins six ou sept prénoms de filles et de garçons*)

M-C — Eh bien dis donc, vous êtes une sacrée bande !

Je pose diverses questions sur la place qu'il occupe dans la classe, à côté de qui il se trouve etc... Des questions qui semblent anodines mais qui me permettent de sonder son ressenti en milieu scolaire et de vérifier le bénéfice du changement d'école. Je ne remarque aucun signe d'inconfort ou quoi que ce soit qui pourrait le gêner.

M-C — Qu'est-ce que c'est pour toi l'Hypnose ?

Kevin — Je ne sais pas.

M-C — Qu'est-ce que tu penses que l'Hypnose peut t'aider à faire ou à changer ?

Kevin — Je ne sais pas.

Visiblement Kevin ne ressent pas le besoin de changer quoi que soit ou du moins ne semble pas attendre une aide de ma part. Je m'adresse donc aux parents :

M-C — Et papa, maman ?

Le papa — J'ai essayé d'expliquer avant de venir, mais je ne suis pas sûr d'avoir été exact.

Je me dis que l'hypnose permet d'aider à se convaincre de choses positives. L'esprit est très fort et je pense qu'on est capable d'améliorer des choses juste par la puissance de l'intention.

M-C — Hum, hum et vous ? *(En me tournant vers la maman)*

La maman — Je crois aussi que l'hypnose peut aider Kevin à être plus concentré et plus positif en prenant de l'assurance car, j'ai l'impression qu'il a aussi un grand manque de confiance en lui … et peut-être qu'il y a un lien avec son problème d'attention.

A propos du français : il a des dictées à préparer tous les jours et systématiquement, il nous dit : « Je n'y arrive pas, je ne retiens pas. ». C'est toujours dans le négatif, alors que quand il écrit, il ne fait pas de faute. On a beau lui faire remarquer, il n'arrive pas à se dire : « ce que j'ai fait, c'est bien. »

C'est toujours : de toutes façons, ce qu'il fera après, ça ne sera pas bien.

M-C *(en m'adressant à Kevin)* — Est-ce que tu es d'accord avec ce que dit maman ?

Kevin acquiesce.

M-C — C'est ce que tu aimerais changer toi, arrêter de te dire que ce que tu vas faire ne sera pas bien ?

Kevin — Oui.

M-C — Et qu'est-ce que tu aurais envie de te dire alors, à la place ?

Kevin — Que je vais savoir le faire.

M-C — Ok, pour ça, je peux t'aider. Alors pour en revenir à l'Hypnose, tu sais que…

Et là je remarque que Kevin n'est plus à l'écoute, il est en train de regarder à droite, à gauche …

M-C — Qu'est-ce qu'il se passe ?

Kevin — Rien.

M-C — Il me semble que quelque chose t'a traversé l'esprit. Mais surtout ne nous dis pas ! On ne veut pas savoir !

C'est vrai qu'il y a plein d'objets à voir dans mon cabinet, tout un tas de trucs intéressants. Tu nous diras juste quand c'est bon pour toi.

Eh, tu as remarqué la chouette qui nous observe ?

Je ne vais jamais recadrer lorsqu'un enfant décroche, mais plutôt recapter son attention avec un objet ou en plaisantant pour donner de la légèreté. D'autant plus que c'est ce qui l'amène. Je suggère une façon de se reconcentrer tout en laissant du temps. Avec l'idée que c'est lui qui contrôle.

Kevin — Hein ? Ah oui !

M-C — Ça y est, il y a une partie de toi qui était partie et qui est revenue maintenant. Elle est bien revenue hein ?

Kévin fait « oui » de la tête.

Est-ce que tu sais qu'on est tous fait de différentes parties ?

Les orientaux pensent que tous les êtres humains sur Terre sont constitués par des personnages, ce que j'appelle moi, nos parties, voyageant dans un carrosse, une diligence, une calèche, un chariot… Enfin bref, un véhicule mais qui est tracté par des chevaux ?

Là, Kevin fait une drôle de tête.

Je t'explique : imagine que ton corps, mon corps, les corps de papa et de maman sont comme des carrosses …

Moi, j'aime bien l'idée du carrosse parce que je suis un peu princesse. Et toi, ce serait quoi comme style de véhicule ? Une diligence 4x4, un chariot, une calèche ou autre ?

Kevin — Moi, je suis un super Carrosse, noir et rouge avec des sièges rouges.

M-C — Génial ! Et ton Carrosse roule sur un chemin, celui de ta Vie, de ton Histoire. Je ne vais pas trop parler de ce chemin aujourd'hui, mais imagine-toi qu'il n'est vraiment pas tout droit, avec des intersections, des obstacles, des morceaux tranquilles où tu peux profiter du paysage et d'autres plus dangereux qui nécessitent beaucoup d'attention !

Ton Carrosse est tiré par un ou plusieurs chevaux, et ces chevaux ce sont ces parties de toi qui te font bouger les pieds *(Kévin est en train de remuer les pieds)* ou qui font gratter le nez *(Il se met à gratter son nez)* et surtout qui te font rigoler *(Kévin commence à rire)* car ces chevaux représentent tes émotions, mais aussi tes désirs, tes passions, tes envies, ils ont beaucoup de force pour permettre au Carrosse d'avancer avec ses passagers et les bagages qu'il transporte.

Kévin — Moi, j'ai plusieurs chevaux !

M-C — Génial ! Comme ça ton Super Carrosse peut bien avancer !
Et tu sais qui est-ce qui conduit ?

Kévin — C'est un conducteur ?

M-C — Oui, il y a un conducteur, on l'appelle : le cocher.

Il est chargé de conduire et diriger les chevaux pour que le carrosse et tous ses passagers arrivent à l'endroit où ils souhaitent aller. Et pour ça, il est important qu'il reste bien attentif à ce qu'il fait. Même s'il peut se relâcher de temps en temps quand le chemin est tranquille ou quand c'est la nuit et que le Carrosse fait une pause.

Ce cocher, c'est ton mental, ton cerveau avec tes pensées, ta logique, ta tête quoi ! Et il veut diriger les chevaux là où il pense que c'est mieux d'aller.

Bien souvent, le Cocher est persuadé de tout savoir et de tout maîtriser et ça peut poser de sérieux problèmes.

Parce que par exemple, s'il est trop sévère avec les chevaux, ceux-ci risquent de s'énerver, de s'emballer et d'envoyer le Carrosse dans le fossé. Comme quand on essaie de contenir sa colère et qu'elle finit par exploser.

S'il est dans la lune, s'il n'est pas attentif à sa conduite, les chevaux peuvent faire n'importe quoi et partir dans tous les sens ou suivre un chemin qui va nulle part, ou même se perdre.

Tu m'as dit que tu avais plusieurs chevaux, alors imagine ce qu'il se passerait s'ils pouvaient faire ce qu'ils veulent sans contrôle !

D'ailleurs, est-ce qu'il y a un des chevaux qui t'embête ou qui est différent et avec lequel le Cocher à un peu de mal ?

Kévin — Oui, c'est le cheval « Farceur » je crois.

M-C — Qu'est-ce qu'il se passe avec le cheval « Farceur » ?

Kévin — Eh bien, il veut toujours aller en dehors du chemin et puis les autres chevaux, ils ne savent plus quoi faire, ça ne les amuse pas trop.

M-C — Ok, alors peut-être que le Cocher pourrait lui demander pourquoi il fait ça et de quoi il aurait besoin pour rester avec les autres ?

Kévin — Je ne sais pas.

M-C — Eh bien oui, je suppose que si tu savais, tu ne serais peut-être pas venu me voir avec tes parents.

Tu sais, c'est mon travail d'aider ton Cocher à s'entendre avec tes chevaux, à les comprendre et à trouver la meilleure façon pour lui et eux, de les conduire.

Est-ce que tu veux que je t'aide à faire ça ?

Kévin — Oui.

M-C — Alors, prends une grande inspiration et laisse tes yeux se fermer, parce que tu sais, on voit mieux les choses à l'intérieur quand les yeux sont fermés.

(Kévin inspire et ferme les yeux)

Très bien, maintenant laisse venir ton Super Carrosse noir et rouge avec les sièges rouges et tu me dis.

Kévin — Ça y est, il est là !

M-C — Ok, super !

Je continue à accompagner Kévin à imaginer, l'attelage avec le plus de détails possibles (il me décrit chacun des chevaux, comment ils s'appellent et ce qu'ils font), le Cocher : comment il est, comment sont les rênes... Le chemin sur lequel il se trouve, son environnement etc...

M-C — Maintenant Kévin, j'aimerais que tu demandes au Cocher ce qu'il se passe avec cheval « Farceur ».

Kévin — Il s'en va tout le temps loin des autres, il n'écoute pas le Cocher. Lui, ça le fait rire mais le Cocher, il est triste.

M-C — Pourquoi, il est triste le Cocher ?

Kévin — Parce qu'il n'y arrive pas.

M-C — Il n'arrive pas à quoi ? À se faire comprendre du cheval Farceur ? À le diriger ? À le faire avancer ? À l'arrêter ?

Kévin — Il n'arrive pas à le diriger.

M-C — Est-ce que le Cocher lui a demandé pourquoi il fait ça ?

Kévin — Non, il ne lui a jamais demandé. Mais, le cheval « Farceur », il ne sait pas pourquoi, il fait ça. Il le fait comme ça mais parfois, ce n'est pas très rigolo quand le Cocher n'est pas content. Il se fait gronder.

M-C — D'accord, je comprends. Je t'invite alors à demander au Cocher d'arrêter le Carrosse un instant, là maintenant et de fermer les yeux à son tour, comme toi, pour retrouver tout le chemin qu'il a parcouru jusqu'à maintenant, avec le cheval « Farceur » et tous les autres.

Et quand il remarque un moment sur ce chemin, où le Cheval « Farceur » a été vraiment présent avec les autres à tirer le Carrosse, tous ensemble dans la même direction. Tu me dis.

Kévin — Ah oui, ça y est !

À nouveau, j'accompagne Kévin à retrouver chaque détail de ce moment : comment se sent le Cocher, comment sont les chevaux, leur position dans l'attelage, d'observer comment le Cocher s'y est pris pour conduire les chevaux sur cette partie du chemin, etc...

Puis, Kévin revient au présent et le Cocher ouvre les yeux pour se remettre en route en appliquant ce qu'il a appris de ce voyage dans le passé. Je demande à Kévin d'observer ce qu'il se passe au niveau des chevaux, ce qui a changé.

Kévin — Le cheval « Farceur » est plus sérieux, il est avec les autres et ça va un peu plus vite.

M-C — Qu'est-ce qui va plus vite ?

Kévin — Le Carrosse, il va plus vite.

M-C — Et le Cocher, comment il se sent ?

Kévin — Bien.

M-C — Et le cheval « Farceur », comment il se sent lui-aussi.

Kévin — Il aime bien être avec les autres, il rigole avec eux, même s'il reste sérieux. C'est drôle parce qu'ils s'amusent avec le cocher. Moi j'aime bien.

M-C — Super ! Je te propose de laisser le Cocher et les chevaux continuer à faire ce qu'ils ont à faire, le temps que je finisse de te présenter l'intérieur du carrosse.

Tu sais, je t'ai dit qu'il y avait des passagers, un en particulier, qu'on ne voit pas car il se cache.

C'est le Prince ou la Princesse, certaines personnes disent que c'est notre Âme, notre Moi profond, notre Subconscient, notre Inconscient. Mais quel que soit le nom qu'on lui donne, c'est cette partie de nous qui a décidé de faire ce voyage en carrosse et qui donne la destination au Cocher.

Tu comprends maintenant, qu'il est vraiment important que le Cocher et les Chevaux s'entendent bien pour que le Carrosse roule sur le chemin en toute sécurité ?

Parfois, il accélère, d'autres fois, il ralentit ou il change de direction, il peut faire un détour pour contourner un obstacle ou s'arrêter le temps de l'enlever etc...

Nous avons terminé cette séance en faisant un petit tour dans le futur afin de vérifier si tout était OK.

J'ai continué à recevoir Kevin quelques temps, pour renforcer et stabiliser le travail de cette séance et développer sa confiance en lui.

Petit à petit ses parents ont remarqué que leur fils était plus présent et que les moments durant lesquels son esprit s'évadait ailleurs, se faisaient plus rares.

Tiago n'arrive pas à s'endormir !

« Je ne peux rien dire sur mon sommeil :
chaque fois que je m'apprête à l'observer, je m'endors. »
Francis Blanche

Tiago a 7 ans et des difficultés d'endormissement qui se sont installées de manière progressive, depuis la moyenne section de maternelle, sans évènement particulier. Sa maman a vu sur mon site que j'étais spécialisée pour les enfants, elle a donc pris rendez-vous pour Tiago car la situation devient pénible et il serait bien de trouver une solution pour que ça s'arrange.

J'ai rencontré la maman lors d'une première séance, sans son petit garçon. Aujourd'hui, je reçois Tiago tout seul.

M-C — Tu sais pour quelle raison tu viens me voir, Tiago ?

Tiago — C'est parce que j'arrive pas à m'endormir le soir.

M-C — Tu n'arrives pas à t'endormir le soir ? Qu'est-ce qu'il se passe au moment d'aller te coucher ?

Tiago — Ben, j'arrive pas à m'endormir parce que j'ai peur.

M-C — Tu as peur ? Et qu'est-ce qui te fait peur ?

Tiago — J'ai peur des monstres.

M-C — Tu as peur des monstres. Et ils sont où ces monstres ?

Tiago — Je sais pas.

M-C — Tu les vois ?

Tiago — Non

M-C — Tu penses qu'ils sont où ? Dans ta chambre, dans le couloir, dans le placard ou ailleurs ?

Tiago — Dans ma chambre.

M-C — Dans ta chambre. Comment ils sont ces monstres ?

Tiago — Je sais pas.

M-C — C'est vrai ! Suis-je bête, tu ne les vois pas ! Mais si tu pouvais les voir comment tu les imagines ?

Tiago — Avec une tête bizarre.

M-C — Hum, une tête bizarre. Tu veux bien en dessiner un ?

Tiago dessine un premier monstre avec beaucoup d'application, tout en commentant : « il a des grandes jambes », il compte les doigts « Un, deux, trois, quatre, cinq, six, sept, huit, neuf, dix et … » Puis dix de plus pour la deuxième main. Enfin, il en dessine un deuxième avec une triple tête. « Ils sont trop laids mes bonhommes », « lui, il a les ongles qui remontent » …

M-C — Alors ce sont les deux monstres qui te font peur, et ils sont grands comment ces deux monstres parce que sur le dessin, on s'imagine bien leurs têtes mais on ne se rend pas compte de leur taille ?

Tiago — Ils font la taille de maman.

M-C — Wouhaou !! La taille de maman ! Maman a la taille d'un monstre *(rire de Tiago)* ! Ils sont drôlement grands ! Et ils arrivent quand ces monstres ?

Tiago — Le soir quand je me couche.

M-C — Tu veux bien me raconter comment ça se passe le soir ? Qu'est-ce que tu fais juste avant de t'endormir ?

Là, je vais questionner afin d'obtenir le maximum de détails ce qui permettra à Tiago de plonger dans l'expérience et à moi de l'accompagner à traverser ses peurs. Je ne sais pas ce que représentent les monstres et peu importe. Ce qui compte c'est qu'il trouve ses propres solutions pour s'endormir plus sereinement.

Je ne mets pas tout le déroulé du questionnement mais le principal y est.

Tiago — Je me lave les dents, je lis une histoire… Enfin c'est maman ou papa qui me lit l'histoire… Après je me couche et les monstres, ils arrivent.

M-C — Est-ce qu'ils arrivent quand papa ou maman sont encore dans la chambre ou quand ils sont sortis de la chambre ?

Tiago — Ben quand papa et maman sont sortis de la chambre.

M-C — Et par où ils arrivent ?

Tiago — Par la baie vitrée.

M-C — Par la baie vitrée… Et comment ils font ? Ils traversent la vitre, ils l'ouvrent…

Tiago — Ils ouvrent la baie vitrée et ils volent !

M-C — Et ils entrent en volant ?

Tiago — Ils entrent en marchant et ils volent pour sortir et descendre, sinon, ils ne peuvent pas redescendre dans le jardin et ils ne font pas de bruit. Ils font comme ça. *(Tiago fait quelques pas sur la pointe des pieds)*

M-C — Alors j'image bien déjà, si j'étais un petit garçon, j'aurais assez peur quand même, deux monstres avec des têtes bizarres, dix doigts à chaque main et aussi grands que maman !

Et après, une fois qu'ils sont dans ta chambre, qu'est-ce qu'ils font maintenant ?

(L'utilisation du présent permet de rester dans l'expérience)

Tiago — Je ne sais pas. Je n'ai pas pensé à savoir ce qu'ils font.

M-C — Ah oui ! en plus tu m'as dit que tu ne les voyais pas. Qu'est-ce qu'ils pourraient bien faire ? Si toi, tu étais un monstre qui entre dans la chambre de Tiago, qu'est-ce que tu ferais ?

Tiago — Je ne sais pas.

L'emploi du « si » ne permettant pas de se projeter, je reprends au présent et la réponse vient assez rapidement.

M-C — Tu es un monstre, avec en plus la capacité à voler, tu rentres par la baie vitrée, tu vois un petit garçon dans son lit, qu'est-ce que tu fais ?

Tiago — Je lui vole son doudou !

M-C — Voler le doudou, ça c'est une bonne idée pour un monstre ! Et qu'est-ce que tu en fais du doudou, une fois que tu l'as volé ?

Tiago — Et bien, je le cache dans la chambre de mon petit frère. Derrière le meuble.

M-C — Alors pour cacher le doudou dans la chambre du petit frère de Tiago, parce que tu es toujours le monstre hein ? *(Tiago — oui ! Et ça semble bien l'amuser d'être un monstre)* Par où tu passes ?

Tiago — Par la porte…

M-C — Et après, une fois que tu as caché le doudou, qu'est-ce que tu fais ?

Tiago — Eh bien je repars par la baie vitrée en volant !

M-C — Et tu ne réveil pas Tiago alors ?

Tiago — Il se réveil tout seul.

M-C — Et qu'est-ce qu'il fait Tiago ?

Tiago – Il va chercher papa et maman pour leur dire que son doudou a disparu et pour qu'ils le cherchent mais ils ne le trouveront pas.

Là, j'avoue que je sens un peu l'impasse avec la solution de réveiller papa et maman qui ne fait pas appel à une ressource interne ne dépendant que de Tiago. Donc, je ramène à la position de monstre.

M-C — Et toi en tant que monstre, de quoi as-tu peur ?

Tiago — Eh bien j'ai peur qu'on me voit !

M-C — Peur qu'on te voit ! C'est sûr ! Alors là, Tiago est dans son lit, vous les deux monstres, vous entrez par la baie vitrée et vous vous dites « chouette, y a un doudou qui traîne ! On va aller le piquer et le cacher ! On va faire une bonne farce et en plus, comme ça il aura un peu peur ! ».

Mais à ce moment-là, Tiago qui est dans son lit, ouvre les yeux et… Qu'est-ce qu'il se passe ? Mince ! Le petit garçon nous a vu ! C'est terrible pour un monstre !!! Parce que la force pour un monstre, c'est que les enfants ne le voient pas.

Tiago — Oui, alors, je pourrais faire peur aux monstres ?

M-C — Oui ! Comment tu pourrais faire ça, sans avoir besoin de te réveiller ?

Tiago — Si je faisais un dessin avec des yeux que j'accroche sur la baie vitrée. Comme ça les monstres, ils vont croire qu'on les voit. Parce que je crois qu'ils sont un peu bêtes. Parce que pour voler un doudou, il faut être un peu bête quand même !

(On peut observer ici le changement de perspective et de position... Du monstre qui fait peur, on passe au monstre qui a peur)

M-C — Super ça comme idée ! Est-ce que tu veux dessiner les yeux maintenant ?

Tiago, dessine deux grands yeux à l'air très méchant pour faire peur aux monstres.

Je propose à Tiago de tester cette solution jusqu'à la séance prochaine.

***

Nouvelle séance avec Tiago, deux semaines plus tard. A ses dires rien n'a changé au niveau de l'endormissement.

M-C — Ok, rien n'a changé, rien du tout, du tout. Ils sont devenus quoi les monstres ?

Tiago — Ils sont plus là.

M-C — D'accord, ils ne sont plus là et rien n'a changé, si ce n'est que les monstres ne sont plus là.

Tiago — Je me couche, je lis une histoire et j'arrive pas à m'endormir.

M-C — Qu'est-ce qui t'empêche de dormir.

Tiago — Je pense à des choses, des rêves… Des fois, j'appelle papa et maman et des fois, je reste dans mon lit et après j'arrive à m'endormir mais ça m'énerve. En fait, je m'endors bien quand je suis dans le lit avec maman.

M-C — L'idéal pour toi, ce serait quoi ?

Tiago — De m'endormir rapidement comme dans le lit avec maman.

M-C — Ok, alors si je comprends bien : quand tu es dans le lit avec maman, tu t'endors vite et quand tu es tout seul dans ton lit tu as du mal à t'endormir.

Tiago — Oui

M-C — Tu sais t'endormir rapidement puisque tu le fais quand tu es dans le lit avec maman. En tout cas ta tête sait comment faire.

Tiago — Oui

M-C — Alors pourquoi ce n'est pas pareil dans ta chambre et celle de papa, maman ?

Tiago — C'est parce que maman, elle me protège quand elle est là.

M-C — Elle te protège de quoi ?

Tiago — Eh bien des monstres.

M-C — Mais tu m'as dit qu'ils n'étaient plus là ?

Tiago — Ah oui ! (*Zut alors !*)

M-C — Alors quoi ?

Tiago réfléchit un moment et :

Tiago — Maintenant, j'ai peur des voleurs et maman me protège des voleurs.

M-C — Maman te protège des voleurs et comment elle fait ?

Tiago — Euh… Je ne sais pas.

M-C — C'est vrai que le rôle des papa et maman est de protéger les enfants. Est-ce que tu as peur des voleurs à d'autres moments ?

Tiago — Non, c'est que la nuit.

M-C — Ok, est-ce que tu crois que maman te protège que quand tu es dans son lit ou elle peut aussi te protéger quand elle est dans une pièce à côté ?

Ce questionnement me permet de faire émerger le bénéfice à maintenir ce problème d'endormissement, car tant qu'il y a un bénéfice secondaire, il est fort probable que le changement se fasse désirer. Ce bénéfice secondaire semble évident mais reste à un niveau inconscient pour Tiago. Pour la suite, je dois en tenir compte afin de lever les blocages éventuels.

Tiago — Oui, mais moi j'aime bien m'endormir à côté de maman.

M-C — Ah, je comprends tout à fait. Et tu sais quoi, je pense que ta tête, elle a bien compris que tu préfères t'endormir dans le lit de maman. Et, elle est très forte ta tête parce que c'est comme si, elle restait allumée quand tu es dans ta chambre et elle éteignait tout quand tu es dans celle de maman, tu ne crois pas ?

Tiago — Ah oui, c'est comme ça.

M-C — Alors, je suis sûre qu'il est possible de changer ça, si c'est ce que tu veux vraiment. Et puis, ça te permettra d'aller dans le lit de maman quand vous en avez envie tous les deux et juste pour le plaisir. *(J'induis la possibilité d'un nouveau choix qui tient compte du bénéfice secondaire évoqué précédemment)*

Tiago — Ah oui, alors ! Ça serait bien !

M-C — Bon, ok. Tu sais à l'intérieur de ta tête c'est un peu comme à l'intérieur d'un Ipad *(je sais par sa maman que Tiago joue sur l'Ipad)*. Il y a ce qu'on appelle des programmes qui te permettent de faire plein de choses, comme écrire, dessiner, faire du vélo, les jeux que tu aimes bien et t'endormir… Ça se fait tout seul. Mais parfois, comme dans la tablette, il y a des petites erreurs et ça nécessite un réglage.

Là, on dirait que le programme pour t'endormir, il fonctionne bien quand tu es dans le lit avec maman mais qu'il fonctionne moins bien quand tu es seul dans ton lit.

Alors tu as envie d'aller voir ce qui se passe ?

Tiago — Oui

M-C — Tout d'abord, j'aimerais que tu t'installes dans le lit de maman. Nous sommes le soir, tu t'es lavé les dents et lu une histoire. Maman est à côté de toi et elle a éteint la lumière.

Tiago se recroqueville sur le fauteuil.

Et maintenant alors que tu peux sentir le sommeil arriver, tu vas observer ce qu'il se passe à l'intérieur de ta tête quand tu t'endors en deux secondes à côté de maman ? Est-ce tu vois ce qui déclenche le programme « sommeil » ?

Tiago — Oui, c'est comme un bouton rouge, tout rond, grand comme ça *(Tiago montre la taille du bouton).*

M-C — Super et que fait le bouton quand tu t'endors ?

Tiago — Il devient blanc. Du rouge, il passe au blanc. Mais je ne sais pas comment il fait.

M-C — Ok, le plus important c'est que ta tête elle sait, elle. Comme quand tu écris ou que tu dessines, est-ce que tu sais comment ta tête commande ton bras et ta main ?

Tiago — Non, ça fait tout seul.

M-C — C'est vrai, ça fait tout seul, toi tu as juste à dire à ta tête ce que tu veux écrire ou dessiner, c'est un peu magique. Je te propose d'utiliser ce pouvoir un peu magique pour que le bouton passe du rouge au blanc quand tu le veux ou quand tu as besoin. Ça te dit ?

Tiago — Oh ouii !

M-C — Est-ce que tu connais le « bras qui vole » ?

Tiago — Non

J'aime bien utiliser les phénomènes idéomoteurs comme la lévitation de la main ou « bras qui vole », les doigts collés, la bascule avant-arrière du corps, car c'est une façon assez ludique, d'induire l'idée que notre corps est capable de réaliser des choses intéressantes et parfois très puissantes, de manière automatique, c'est-à-dire sans l'intervention de la volonté.

M-C — Imagine que ton poignet là *(en prenant son poignet droit pour soulever son bras)* soit attaché par un fil à un ballon. Tu sais ces ballons de baudruche qu'on trouve à la foire et qui sont gonflés avec un gaz spécial, si léger que lorsqu'on lâche le ballon, il s'envole très haut dans le ciel.

Il est de quelle couleur ton ballon à toi ?

Tiago — *(alors que je sens son bras devenir un peu plus léger)* Il est rouge.

M-C — Super. Il est rouge comme le bouton qui commande le sommeil ?

Tiago — Ah oui, c'est vrai, on dirait le bouton qui commande le sommeil.

M-C — Et si je gonfle le ballon, *(je souffle tout en lâchant son poignet),* tu sens ce qu'il se passe ?

Tiago — Je sens que ça monte !

M-C — Exactement, plus le ballon se gonfle et plus la main monte, de plus en plus haut.

Tu fais ça super bien ! Et la couleur, est-ce qu'elle change ou est-ce qu'elle est pareil ?

Tiago — Le bouton, il devient encore plus rouge quand il monte.

M-C — Très bien. Alors maintenant, tu vas dégonfler le ballon. Un tout petit peu pour voir ce que ça fait. Et tu me dis.

Tiago — *(Alors que son bras redescend légèrement et que les paupières papillonnent de plus en plus)* Je sens que ça descend et le ballon devient rose.

M-C — Et toi, comment tu te sens ? Est-ce que tes yeux n'auraient pas un peu envie de se fermer ? *(Tiago ne répond pas et ferme les yeux)*

Ok, maintenant, plus le ballon se dégonfle et plus il s'éclaircit. Plus il s'éclaircit comme le bouton qui commande le sommeil et plus les paupières sont lourdes et plus tu peux sentir que le sommeil s'installe. Voilà très bien. Jusqu'au moment où le bouton-ballon qui commande le sommeil se pose sur ta jambe et devient blanc. Alors là tu pourras te laisser aller confortablement, entrer dans le monde des rêves.

Mais juste avant de t'endormir complètement et juste là maintenant, parce qu'il fait encore jour, que tu n'es pas dans ton lit, tu pourras laisser le ballon se regonfler, redevenir rouge pour te réveiller complètement et ouvrir les yeux…

Je laisse du temps en observant comment Tiago réagit à la suggestion. Le bras se pose sur sa jambe puis Tiago se remet à souffler un peu plus fort alors que sa main s'élève à nouveau.

Super ce que tu fais là ! Maintenant, tu sauras qu'une fois dans ton lit, ce soir, il te suffira de gonfler le ballon, puis le laisser se dégonfler doucement pour t'endormir quand ce sera le bon moment pour toi.

Tu peux, à présent, prendre tout le temps dont tu as besoin pour cette fois laisser le bouton revenir au rouge et te réveiller complètement.

Tiago a continué quelques minutes à gonfler et dégonfler le ballon, ça semblait l'amuser, puis après avoir ouvert les yeux et fait un grand sourire, il est allé chercher sa maman qui attendait à côté pour lui raconter comment son bras pouvait voler et l'endormir.

J'ai eu des nouvelles de la maman, plusieurs mois après pour m'informer que les difficultés d'endormissement avaient disparu peu à peu et que Tiago pouvait à présent, s'endormir seul, tranquillement dans son lit.

Mya fait des cauchemars

« Les nuages sont comme les pensées,
les rêveries, les cauchemars du ciel. »
Jules Renard

Mya 7 ans, a un sommeil compliqué. Sa maman m'a expliqué, lors d'une première rencontre sans sa fille, qu'à la suite de plusieurs nuits de cauchemars, Mya n'arrive plus à rester seule dans une pièce et exprime le besoin d'être « collée » à elle. Ces comportements sont apparus récemment et prennent des proportions inquiétantes. Il y a aussi des petits problèmes d'énurésie qui sont revenus occasionnellement, mais ce n'est pas ce qui dérange le plus à l'heure actuelle.

Les parents sont séparés et les relations entre les deux, compliquées. Le papa est au courant du suivi en Hypnose, il ne s'y oppose pas bien qu'il ne souhaite pas me rencontrer.

Dès la première séance, Mya semble très à l'aise. Elle s'installe sur les coussins et m'explique ce qui l'amène :

Mya — Je fais des cauchemars. Cette nuit, j'en ai fait un horrible.

M-C — Tu as fait un cauchemar horrible ! Tu veux bien me le raconter ?

Mya — Oui : en fait, j'étais dans la petite rue d'à côté là-bas où j'habite. On allait voir une dame avec maman. Elle était gentille. Et ensuite, juste devant moi, il y avait deux méchants avec une épée. Moi, je me suis dit qu'il fallait que j'aille vers la dame parce qu'elle pourrait me protéger mais y'en a « un » qui m'a bloqué et m'a enfoncé l'épée dans le ventre puis il l'a retirée.
Ensuite, maman aussi, elle était morte.

M-C — C'est un sacré cauchemar, je comprends que ça te fasse peur. Et qu'est-ce que tu aimerais faire de ce cauchemar ?

Mya — Je voudrais que tu me l'enlèves.

M-C — Que je te l'enlève ? Mais comment je peux faire ça moi ? Tu as une idée toi ?

Mya — Ben, je sais pas. Tu pourrais le prendre et le mettre à la poubelle.

M-C — Et toi, tu ne voudrais pas apprendre à te l'enlever toute seule ?

Mya — Je pourrais essayer de pas y penser mais j'y pense quand même.

M-C — Et si tu essayais, comme tu m'as dit : le prendre toi dans tes mains par exemple, pour ensuite le mettre à la poubelle ?

Mya — Ça marche aussi mais c'est pas terrible. *(En posant ses mains sur sa tête).* Parce qu'il va revenir et je veux plus qu'il revienne.

M-C — Oui, s'il revient, c'est pas terrible. Est-ce tu sais qu'on a tous comme un « magicien intérieur » ?

Avec les enfants, je ne parle pas d'Inconscient ou de processus inconscient. Je préfère prendre l'image du Carrosse avec ses Chevaux et son Cocher comme dans l'histoire de Kévin, ou bien celle de l'ordinateur (ou tablette) comme pour Tiago, ou encore, en expliquant que les adultes utilisent ce mot « Inconscient » pour parler de cette part de soi qui s'occupe de beaucoup de choses sans qu'on ait besoin d'y penser ; tels que la digestion, le rythme cardiaque, le mouvement des jambes quand on marche ou de la main quand on écrit, les souvenirs, les émotions… Et tout un tas de trucs. Je leur dis que moi, j'aime bien l'idée qu'il y a comme une sorte de Marie-Christine ou une fée, un personnage très spécial qui connait tout de moi, car il a vécu tout ce que j'ai vécu et a appris tout ce que j'ai appris.

Mya — Un « magicien intérieur » ? Non je savais pas.

M-C — Oui, je t'assure. Tu as remarqué que quand on vit, notre cœur bat tout le temps, il ne s'arrête jamais.

Mya — Et quand on ne vit plus, le cœur, il s'arrête !

M-C — Oui, tout à fait. Et tu sais qui contrôle les battements de ton cœur, toi ?

Mya réfléchit un moment et : « C'est mon Magicien ! »

M-C — Eh bien voilà ! Super, tu as tout compris ! Est-ce que tu veux aller le ou la rencontrer ?

Parce que tu sais, il a beau être Magicien ou peut-être que c'est une fée ou même un autre personnage, ça dépend de chacun ; mais il lui arrive de faire des erreurs et de mettre en place des choses qui nous embêtent, des peurs trop grandes, des cauchemars et comme souvent, il a une bonne raison de faire ça, il ne sait peut-être même pas, que toi, ça te pose vraiment un souci. Alors, dans ce cas, si tu vas le rencontrer, tu pourras lui expliquer que ça ne va pas du tout et lui demander s'il peut changer ça et s'il sait comment faire pour que ce soit mieux pour toi.

Ça te dit ?

Mya — Oh oui ! Mais je sais pas comment on fait.

M-C — Eh bien, ça c'est un peu mon travail. Tout d'abord, il te faut un moyen de transport pour faire un « voyage magique ». Tu aimes bien voyager ?

Le « voyage magique » est un moyen assez simple d'induire l'état d'Hypnose chez un enfant.

Mya — Oui, je suis déjà allée à Paris en avion. Mais j'aime pas trop l'avion, ça me fait un peu peur.

M-C — Je suis comme toi et je préfère le train, je trouve que même si on met plus de temps, c'est beaucoup plus confortable. Mais là, pour ce voyage, ce qui est génial c'est que tu vas pouvoir choisir ce qui te fait plaisir : un ballon dirigeable, un bus super rapide, un drone, une licorne ou tout autre chose… Qu'est-ce que tu préfères toi ?

Mya — Humm, je sais pas.

M-C — Tu sais quoi ? Eh bien quand on ne sait pas, on laisse venir. Tu préfères que ce soit ton personnage qui choisisse pour toi ce qui te va le mieux ?

Mya — Oui.

M-C — Alors prends une grande inspiration, en demandant à ton personnage de te montrer le moyen de transport qui est idéal pour venir le rencontrer et ferme les yeux afin de mieux découvrir ce qui va apparaître.

Je suggère à Mya que cette part inconsciente d'elle-même existe bien et qu'il lui est possible de communiquer avec, dans le but de changer ce qui la gêne aujourd'hui.

Mya ferme les yeux et j'aperçois ce qui me semble être un sourire sur le visage de la petite fille. Alors, je questionne :

M-C — Qu'est-ce qu'il se passe là pour toi ? Il me semble que tu souris.

Mya — C'est un tapis volant ! Il est tout plein de couleurs…

Je continue à interroger pour aller dans les détails (la taille, la forme, les dessins, la texture, ce qui permet au tapis de voler, comment le diriger, comment elle peut s'installer dessus etc...) afin d'amener Mya à vivre l'expérience de plus en plus profondément.

Puis, le tapis décolle et Mya passe au-dessus d'une plage, la mer est très agitée me dit-elle. Elle traverse le « pays des émotions », un peu nuageux, et arrive enfin à une porte derrière laquelle l'attend son personnage. La description est précise : c'est une grande porte en fer, de couleur bleue avec un « émoji » qui sourit ☺ gravé au milieu.

Celle de son personnage, l'est tout autant :

Un gentil sorcier qui se prénomme Oscar. Il porte un grand manteau bleu et blanc et possède des pouvoirs magiques grâce à une baguette blanche et noire.

Elle me donne son accord pour m'adresser à Oscar :

M-C — Bonjour Oscar, je te remercie d'avoir ouvert la porte. Mya est venue dans mon cabinet parce qu'elle a un souci, est-ce que tu es au courant de ce problème qui la tracasse ?

Mya — Il me répond « oui ».

M-C — Super ! Est-ce que tu es d'accord pour essayer de trouver ensemble....

Je n'ai pas le temps de finir ma phrase que Mya m'interrompt :

« Je suis d'accord ! »

M-C — Il est d'accord pour quoi ?

Mya — Ben, il veut résoudre mes problèmes.

M-C — Trop top ! Est-ce que tu as une idée de quoi Mya aurait besoin dans un premier temps pour commencer à sentir ou à voir que ses problèmes vont trouver une solution ?

Mya — Il a dit « oui ».

M-C — Super, génial ! Alors je te propose, là maintenant, de t'adresser directement à Oscar, pour lui dire tout ce que tu as besoin ou envie de lui dire et pour écouter ce qu'il a à t'apprendre, à te dire, à t'expliquer. Prends tout le temps dont tu as besoin. Et tu peux le faire en parlant à voix haute ou dans ta tête. C'est entre lui et toi.

Après quelques instants, Mya me signale que c'est bon.

M-C — Alors maintenant, je te propose de laisser Oscar faire ce qu'il a à faire.

Il est possible qu'il ne te révèle pas tous les détails de ce qu'il met en place, un peu comme les magiciens qui gardent le secret de leurs tours mais le plus important est que toi, tu réalises qu'il y a quelque chose de changé et que tu te sentes de mieux en mieux. Est-ce que ça te va comme ça ?

(C'est une façon de suggérer à Mya qu'elle peut laisser faire et observer les changements)

Mya — Oui.

M-C — Alors, tu peux remercier Oscar, remonter sur ton Tapis Volant pendant qu'il referme la porte et retourne à ses occupations.

Puis revenir vers ton point d'envol, en repassant au-dessus du pays des émotions etc…

Retour vers la réalité. Mya ouvre les yeux avec un grand sourire. « C'était bizarre » me dit-elle. Elle avait l'impression d'être partie très loin.

Cette expérience de voyage et de rencontre est une première prise de contact, pour finir la séance (et préparer la suivante), je demande à Mya de se représenter telle qu'elle se sent maintenant, avec son problème en y mettant le maximum de détails, sur une extrémité du rouleau de papier que j'ai sorti. Puis de dessiner le chemin qui l'amènera à la résolution complète de ce qui l'amène à consulter.

La prochaine séance, sera l'occasion de représenter ce qu'elle souhaite et commencer à avancer sur ce chemin étape par étape, inspiré de la technique des « Petits Pas sur le Chemin » de Ann-Catherine André[13].

***

Une semaine plus tard, je retrouve Mya en forme et impatiente de visiter Oscar.

---

[13] * **« Les Petits Pas sur le Chemin »** de Ann Catherine André :
L'exercice se déroule en général sur plusieurs séances. Il consiste à faire symboliser sur un rouleau de papier, par un mot ou un dessin la situation de départ puis, ce que l'enfant veut atteindre. Entre les deux, il représentera un chemin sur lequel il va coller des pas (photocopiés) symbolisant les étapes. A chaque obstacle rencontré, à chaque pas, l'état d'Hypnose permettra de questionner et demander au petit magicien (l'Inconscient), de l'aide, et la solution choisie sera à son tour représentée.

Le cauchemar est toujours là, mais un peu moins quand même. En fait, dans certains de ses rêves, quand elle se sent en danger, des ailes lui poussent et Mya arrive à s'envoler pour échapper aux méchants. Et puis surtout, elle me dit que le début du cauchemar lui plait bien et qu'elle aimerait beaucoup garder cette partie-là.

Elle est convaincue que c'est grâce aux pouvoirs d'Oscar qu'elle peut faire ça.

M-C — Génial, ce que tu me racontes.

Mya — Oui, c'est mieux mais je veux plus de cauchemar du tout, enfin la fin qui me fait peur ! Et puis j'aimerai aussi ne plus faire pipi au lit.

(Tiens, tiens, ☺)

Le rouleau de papier est prêt à être déroulé mais dans un premier temps, je propose à Mya de faire un voyage dans le futur à un moment où tous ses soucis sont résolus : plus de cauchemar ni de pipi au lit, comme elle le souhaite.

Elle choisit à nouveau le Tapis Volant comme moyen de transport *(et d'induction pour entrer en état d'Hypnose)* ; car en plus de voler au-dessus du paysage, il a aussi le pouvoir de voyager à travers le temps.

Je l'accompagne de la même façon que la séance précédente mais cette fois, elle va pouvoir observer comment elle se trouve sans ses soucis.

Une fois revenue au présent, Mya représente celle du futur avec le plus de détails possibles. Elle prend bien soin de ne rien oublier. Le dessin est très coloré, elle est dans sa chambre toute seule avec ses jouets, c'est le matin et le lit est sec, elle se représente avec un grand sourire sur le visage, des étoiles à la place des yeux et une bulle dans laquelle elle écrit « BRAVO ! ».

M-C — Wouah ! Ça donne vraiment envie d'arriver jusque-là !! Maintenant, tu vas dérouler le papier et coller ton dessin au bout du chemin.

A présent, j'aimerais que tu te mettes sur le premier dessin, celui que tu as fait la dernière fois et que tu me dises comment tu te sens.

Mya *(en grimaçant)* — Je me sens pas très bien.

M-C — Je comprends, alors tu veux bien reprendre ton tapis volant pour retourner voir Oscar et lui demander ce qu'il peut faire pour te permettre d'avancer d'un pas ?

Mya — Oui, il est là mon tapis et je monte dessus…

Le voyage est assez rapide, elle se retrouve devant la porte déjà ouverte car Oscar l'attend.

M-C — Qu'est-ce qu'il te dit ?

Mya — Ben, il me montre les ailes pour voler dans les rêves et échapper aux méchants. Mais ça, je le savais déjà !

M-C — Tu t'en doutais déjà, maintenant tu peux lui demander de mettre en place autre chose encore plus efficace pour faire un deuxième pas.

Mya — Il me parle que des cauchemars pour le moment, mais j'aimerais bien pouvoir retenir le pipi aussi !

M-C — Et dis-moi : en premier, tu préfères enlever les cauchemars ou gérer le pipi au lit ?

Mya — Enlever les cauchemars quand même, parce que c'est plus grave !

M-C — Ok, les cauchemars, c'est plus grave ! Et peut-être que ce sont les cauchemars aussi qui entraînent le pipi, parce que quand on a très peur, il arrive qu'on fasse pipi de peur.

Je teste cette suggestion car lors de la rencontre avec elle, sa maman m'avait informée que les deux soucis avaient commencé en même temps. Il peut donc y avoir un lien entre eux et la possibilité que le simple fait de trouver une solution pour l'un, permette de résoudre l'autre.

Après avoir collé deux 👣 pas, Mya se positionne, ferme les yeux quelques instants, puis les ouvre à nouveau pour dessiner ce qui ressemble à un coffre au milieu du chemin.

M-C — C'est quoi ça ?

Mya — Un coffre aux trésors. Tu vois, j'aimerais qu'on soit plus riches, maman et moi.

M-C — Ah oui ! Mais ça, est-ce que tu peux changer quelque chose toi ?

Mya — Ben non, pas dans la vraie vie. Mais là, dans le coffre, il y a le cauchemar et quand je vais l'ouvrir, il se fera attaquer.

Tout en m'expliquant à quoi sert le coffre, Mya continue de coller des pas.

M-C — Je remarque que tu as collé de nouveaux pas, mais ce coffre là-bas, est-ce que tu sais comment il fonctionne exactement ?

Mya *(en fermant à nouveau les yeux)* – Attends, parce qu'il faut que je m'approche ! Ah, je vois une planche !

M-C — Tu vois une planche ?

Mya — Une planche du coffre, dedans et il y a le cauchemar attaqué.

M-C — Qu'est-ce qui attaque le cauchemar ?

Mya — Là je suis encore obligée d'avancer de deux pas, parce que je suis un peu loin et je vois pas bien *(Effectivement, elle fait deux pas en avant)*.

M-C — D'accord, et là maintenant, qu'est-ce qu'il se passe ?

Mya — *(à voix basse)* Ah oui ! Il s'est complètement fait attaquer. Il arrive même pas à tuer tout le monde !

M-C — Il arrive pas à tuer tout le monde ? Qui ça « tout le monde » ?

Mya — Il y a plein de gens qui se font attaquer, mais pas moi. Pas encore… Ah ça y est, je l'ai battu !

Mya est dans son monde complètement plongée dans son histoire.

M-C — Comment tu as fait pour le battre, alors que tu ne t'es pas approché ? Qu'est-ce qui t'a permis de le gagner ?

Mya — Ben en fait, là, il m'a fait une proposition : il m'a dit de trouver un bâton ou une épée.

M-C — Mais c'est le cauchemar qui t'a dit ça ? Je ne comprends pas.

Mya *(en fermant les yeux)* – Alors là, je suis dans le coffre… Ah ! Ça y est, j'ai trouvé Oscar m'a prêté sa baguette !

M-C — Ok, super ! Et le cauchemar, il est où là maintenant ?

Mya — Il est à droite.

M-C — A droite et il est loin ou près de toi ?

Mya — Il est moyen.

M-C — Ok, il est moyen. Est-ce que tu peux le toucher ?

Mya — Ben là, il faut j'aille jusqu'au coffre.

Les yeux sont toujours fermés, donc Mya me donne la main pour que je la conduise jusqu'au niveau du dessin qui représente le coffre.

M-C — Est-ce que tu sens quelque chose quand tu t'approches ? Est-ce que c'est agréable ou désagréable ? Est-ce que c'est rigolo ou est-ce que tu as peur ? Ou autre chose ?

Mya — C'est agréable. Y a des petites étoiles à droite là.

M-C — Qu'est-ce qu'elles font là ces petites étoiles ?

Mya — Elles vont m'aider pendant le combat, parce que c'est moi qui les forme avec la baguette.

M-C — Ah ! Super !

Mya bat l'air avec les bras. Je me recule un peu (on ne sait jamais !), le temps qu'elle termine sa bataille.

Mya — Ça y est, je l'ai mis dans le coffre ! Je le ferme à clef ! Et voilà !

M-C — Super ! Et maintenant qu'est-ce que tu veux faire du coffre ?

Mya — Je vais le jeter dans la mer, comme ça, il va couler et le cauchemar sera noyé.

M-C — Mais avant de jeter tout ça à l'eau, tu ne m'as pas dit que tu voulais garder le début du cauchemar qui te plaisait bien ?

Mya — Ah oui ! C'est vrai. Attends, alors, je vais retirer le début et le remettre dans ma tête.

Quelques instants plus tard ... « C'est fait ! »

M-C — Super ! Maintenant, est-ce qu'il y a quelque chose (une baguette, une épée, un coffre ou une pierre magique ou tout autre objet) que tu peux garder pour te souvenir et retrouver ce pouvoir que tu as de vaincre les cauchemars, si jamais, il y en avait un autre qui t'embête ?

Un ancrage de la solution trouvée par l'enfant permet de renforcer le travail et de le rendre autonome en possédant une ressource pour le futur.

Mya — Ah, ben, je reviens te voir, tu ressorts ça *(en montrant le rouleau de papier)* et on fait comme aujourd'hui. Je reprends un nouveau coffre et voilà.

M-C — Ok, c'est ta solution à toi. Mais peut-être que tu n'auras pas besoin de moi et que tu pourras refaire toute seule si besoin.

De retour au cabinet pour venir chercher Mya, sa maman a droit à une explication détaillée du chemin et comment le cauchemar a été vaincu.

Je précise dès le début de leur prise en charge et devant les parents, que les enfants sont tout à fait libres de dire et expliquer ce qu'ils veulent à leurs parents et qu'en aucun cas, de mon côté, je ne divulguerai quoi que ce soit de leur séance.

Je propose à Mya d'emporter son chemin à la maison, afin de s'entraîner si elle en ressent l'envie. Elle me dit qu'elle veut trouver des images de coffre pour les coller en plus.

Mya a demandé à me revoir quelques semaines plus tard, son sorcier Oscar ayant perdu sa baguette lors d'une balade.

Mais c'est une autre histoire !

Cette séance permet de réaliser la capacité d'imagination des enfants à trouver leurs propres solutions à ce qui leur pose un problème.

Il suffit de les guider en respectant leur rythme et leur vision du monde.

Estelle : le puit

« Ce qui fait la nuit en nous,
peut laisser en nous des étoiles. »
Victor Hugo

La maman d'Estelle 15 ans a pris rendez-vous au cabinet, elle est très inquiète pour sa fille. Elles se présentent toutes les deux, Estelle souhaitant que sa maman assiste à la séance. L'adolescente ne veut pas parler et préfère que ce soit elle qui explique ce qu'il se passe. Je précise à Estelle qu'elle peut intervenir à tout moment si elle n'est pas d'accord ou si elle veut ajouter des détails qui lui semblent importants.

Voici la situation :

« Depuis quelques mois, Estelle a perdu l'appétit et beaucoup de poids. Ce sont enchaînés toute une batterie d'examens médicaux, qui n'ont rien révélés de grave si ce n'est un léger dysfonctionnement de la vésicule biliaire. Cependant, en discutant avec le médecin, celui-ci a fait remarquer à la maman qu'il avait observé une certaine tristesse chez sa fille.

Elle n'y avait pas prêté plus d'attention car il lui semblait que, durant la période de l'adolescence, il était courant d'avoir des sautes d'humeur, des moments de lassitude, des moments d'excitation et elle pensait sincèrement que c'était ce qu'il se passait pour sa fille.

Mais voilà, alors qu'Estelle a parfaitement réussi à masquer son état jusqu'à aujourd'hui, la tristesse s'est progressivement installée pour se transformer en « vraie dépression » (si tant est qu'il en existe des fausses !).

Elle présente maintenant un profond « mal de vivre », n'a plus envie de grand-chose et ne se voit pas dans l'avenir. »

Pendant que sa maman s'exprime, j'observe Estelle qui est recroquevillée sur le fauteuil, le regard fixe, le visage inexpressif.

« Elle veut laisser tomber les études. N'a plus aucune motivation pour quoi que ce soit. » Continue-t-elle.

Elle évoque également, une rupture amoureuse récente qui l'a beaucoup affectée ainsi que des problèmes « d'intimidation » durant ses années collège.

« Elle a été très forte à ce moment-là et très courageuse, elle ne s'est pas laissée faire et nous sommes intervenus pour que cela cesse mais cette histoire a laissé des traces. Certainement des séquelles assez profondes. Elle me disait que ça allait, mais je pense que, c'est à partir de ce moment-là qu'elle a commencé à changer intérieurement *(Estelle acquiesce)*. Comme quelque chose qui s'est cassé. »

Je demande ce qui est mis en place actuellement, pour Estelle. Et s'il est possible d'avoir les coordonnées du psychiatre ou du médecin pour un contact éventuel.

(Il est particulièrement important pour moi, je dirais même essentiel de m'assurer que le médecin et/ou psychiatre soit au courant du suivi en hypnose, car je ne suis pas médecin et ce n'est pas mon rôle de "soigner" un état dépressif, d'autant plus quand il peut y avoir un risque suicidaire.)

Effectivement Estelle est suivie par un psychiatre et voit une psychologue.

Maintenant que l'état des lieux est fait, je m'adresse à l'adolescente, tout d'abord pour lui dire que je suis impressionnée et que j'imagine la force et le courage qu'il a dû lui falloir pour venir jusque dans mon cabinet.

Puis lui demande ce qu'elle attend de l'Hypnose.

Estelle — Je ne sais pas, mais j'aimerais aller mieux.

(Là mes idées tournent à cent à l'heure, comment permettre à cette jeune fille, qui semble complètement passive depuis le début de l'entretien, d'ébaucher, ne serait-ce qu'un tout petit mouvement ? Protocoles, protocoles !! Non, non et non !! Voyons ce qu'elle apporte et avançons pas à pas. Je dois absolument lâcher mon mental et arrêter de réfléchir !)

M-C — Ta maman a expliqué tout ce que tu as vécu, comment elle perçoit ce que tu ressens et l'état dans lequel tu es. J'aimerais, maintenant, si tu es d'accord, que tu me décrives avec tes mots comment tu te sens toi.

(Pour commencer à travailler en Hypnose, j'ai besoin de partir d'un ressenti concret, que la personne accompagnée exprime ce qui la fait souffrir et qu'elle a envie de changer. Ça peut être une émotion désagréable, une sensation, un souvenir, une expérience qu'il sera possible de faire évoluer. Pour les praticiens qui me lisent, j'ai laissé tomber la détermination d'objectif depuis bien longtemps car j'ai constaté qu'il arrive fréquemment que celui-ci ne soit pas déterminable ou trop vague, du genre « je veux aller mieux » ou change du tout au tout, au fur et à mesure de l'accompagnement. Donc, je préfère partir de l'état présent pour cheminer pas à pas, d'autant plus dans ce type de problématique.)

Estelle — Je n'ai plus envie de rien.

Je ne peux pas partir de là, c'est beaucoup trop vague.

M-C — Si tu devais dessiner ton état ou prendre une photo, qu'est-ce qu'il y aurait de représenté ?

Estelle — Si je devais donner une image : je me sens comme au fond d'un trou, un tunnel dans lequel il n'y a pas de lumière, mais c'est un tunnel qui n'a pas de direction. Je ne peux pas grimper, je ne peux pas descendre, je ne peux pas avancer.

Là, c'est de la matière !

M-C — Ok, tu ne peux pas grimper, tu ne peux pas descendre, tu ne peux pas avancer. **Pour l'instant**, tu es au fond du trou. Et c'est **normal** d'avoir la sensation qu'il n'y a aucune possibilité de sortie quand on est au fond d'un trou.

Quand tu dis qu'il n'y a pas de lumière, c'est complètement noir autour de toi, tu ne distingues absolument rien ?

Estelle - Non, rien.

M-C — D'accord, alors j'aimerais faire une expérience, est-ce que tu es d'accord pour essayer quelque chose ?

Là, je pose le cadre du partenariat en lui faisant tout d'abord remarquer que je lui avais demandé en début de séance, si elle était d'accord pour que je la tutoie. Elle avait tout à fait la possibilité de me dire "non" et dans ce cas je l'aurais vouvoyée sans problème.

Ce qui veut dire, qu'à tout moment, elle est en droit de me dire "non, ça ne me convient pas".

D'autre part, je n'ai pas besoin d'avoir toutes les réponses à mes questions. Il me suffit d'avoir un mot qui représente cette réponse pour pouvoir continuer à l'accompagner. Cela permet de relâcher la pression.

Enfin, je lui demande de s'engager, il n'y a qu'elle qui peut changer les choses et pour cela elle doit être active.

M-C — Tu as évoqué l'idée d'un trou dans lequel tu te trouves bloquée. Est-ce que ça te semble judicieux de travailler sur ça pour l'instant ?

Estelle — Oui

M-C — Alors je t'invite à prendre une grande inspiration, à permettre aux yeux de se fermer. Laisse venir quoi que ce soit qui se présente à toi, à l'intérieur de ce trou et dis-moi ce qu'il se passe pour toi. Ça peut être une pensée, une image, une sensation ou quoi que ce soit d'autre...

Estelle inspire, ferme les yeux, quelques instants passent.

Estelle — Je ne vois rien, juste le fond du trou.

M-C — Ok, et comment il est ce fond du trou. *(Je ne recadre surtout pas, sur le fait qu'elle ne voit rien. Certaines personnes ne visualisent pas, ce qui ne les empêche pas de décrire ce qu'elles imaginent.)*

Estelle — Je ne sais pas, mais ce n'est pas comme un puit. Ce n'est pas comme des roches autour.

M-C — Si tu touches les parois, c'est comment ? Est-ce qu'elles te semblent éloignées, est-ce plutôt serré ? Tu arrives à me montrer avec tes mains la largeur de l'endroit où tu te trouves ?

Estelle écarte ses bras en disant :" C'est comme ça à peu près. Comme un tuyau."

M-C — Ok, le sol sous tes pieds, tu le sens comment ?

Estelle — Même chose que les parois.

M-C — Même chose que les parois. Et quand tu les touches ces parois, elles sont plutôt froides, plutôt chaudes. Elles sont humides ou sèches.

Estelle *(alors que ses bras dessinent des mouvements dans l'air comme si elle était en train de toucher)* — C'est humide et froid un peu comme de la terre glaise.

M-C — Est-ce que le sol est parfaitement plat sous tes pieds ou bien arrondi comme si on avait creusé, est-ce qu'il dessine un rond ou un carré ou une autre forme ?

Estelle — Oui, c'est comme si on avait creusé.

M-C — Est-ce que tu peux sentir… car on est d'accord, tu ne vois rien, il n'y a pas de lumière… *(Je reprends ses paroles du début, « je ne vois rien » mais il est quand même possible d'imaginer plein de choses à partir de rien)* Est-ce que tu peux sentir ce qui aurait permis de creuser ce tube ? Est-ce que ce sont des mains ? Est-ce que c'est un outil comme une pelle, une pioche, une pelleteuse ?

Estelle — Je ne sais pas mais les parois sont rugueuses, elles ne sont pas lisses, il y a des aspérités.

M-C — Quand tu lèves la tête, qu'est-ce qu'il y a au-dessus ?

Estelle lève la tête et grimace.

Estelle — Non, il n'y a rien. Mais parfois, je vois un petit peu de lumière, un tout petit peu.

M-C — Et elle te semble à quelle distance cette lumière ? Elle est comment ?

Estelle — C'est comme une étoile.

M-C — Comme une étoile. *(Chouette, je me dis que cette lumière pourrait être un premier pas vers la sortie du trou, un peu comme l'étoile du berger qui guide les marins. Donc je décide de tester cette possibilité d'action).* Si tu devais estimer la distance, un peu comme les marins au milieu de l'océan qui se repèrent aux étoiles pour se diriger et retourner au port en sécurité, tu dirais qu'elle est à combien ?

Estelle — Je ne pourrai pas donner d'estimation, elle est trop loin.

L'expression du visage et la réponse d'Estelle me conduisent à ne pas poursuivre dans cette voie car j'ai la sensation que pour le moment, c'est trop tôt et ça risque d'être contre-productif en la mettant en position d'échec. Mais je garde en mémoire cette idée d'étoile.

M-C — Tu m'as dit que les parois du tube dans lequel tu es, ne sont pas lisses et présentent des aspérités ; est-ce que c'est toi qui as creusé ce trou où quelque chose d'extérieur qui l'a creusé pour toi ?

Je me suis demandé en réécoutant la séance, pourquoi j'avais posé une telle question, mais après réflexion, je pense qu'en fonction de la réponse mon accompagnement aurait été radicalement différent. Il est probable, je dis bien probable et non certain, que dans le cas où Estelle avait eu l'impression d'avoir elle-même creusé le trou, il aurait peut-être fallu travailler sur le sentiment de culpabilité.

Estelle — Il me semble que c'est quelque chose d'extérieur.

M-C — D'accord, c'est quelque chose d'extérieur, et pour l'instant, si tu le veux bien, on va l'appeler "chose", à moins que tu n'aies une idée de ce qui a creusé ce trou pour toi.

Estelle — Ce sont mes expériences que j'ai vécues et qui ont creusé au fur et à mesure.

M-C — Comment elles ont fait tes expériences pour creuser ce trou pour toi ? Est-ce qu'elles l'ont préparé sans que tu ne t'en rendes compte et tu t'y es retrouvée à un certain moment ou bien, tu étais au centre dès le départ et il est devenu de plus en plus profond fur et à mesure ?

Estelle — Je ne me suis pas mise dedans.

M-C — Non ? Comment tu as fait pour t'y retrouver alors ?

Estelle — Je dirais que ça commençait à se creuser... Il y avait un petit trou qui s'est fait d'abord, avec comme une plate-forme au fond et puis le reste du trou s'est agrandi et la plate-forme s'est effondrée. Et je suis encore tombée plus profondément.

M-C — Est-ce que tu es d'accord pour retourner à ce moment où la plate-forme s'est effondrée ?

Estelle — Je ne peux pas. J'ai l'impression qu'il y avait plusieurs plates-formes et qu'à chaque fois elles s'effondraient.

(Même remarque que pour l'étoile : « Est-ce que je continue à explorer cette voie ou est-ce encore prématuré ? »)

M-C — Ok, tu ne peux pas parce que tu ne sais pas ou tu ne peux pas parce que c'est trop difficile pour toi là maintenant ?

Estelle — Je ne peux pas parce que je ne sais pas. C'est surtout que je ne savais pas que j'étais tombée en fait. Je ne savais pas que j'étais au fond.

(Voilà qui est intéressant !)
M-C — D'accord, est-ce que c'est plus important pour toi de réaliser que tu es au fond à présent ou de trouver comment tu vas pouvoir en sortir ?
Estelle — Hum, hum oui, si je pouvais remonter.

M-C — Tu as une idée de ce qui pourrait te permettre de commencer à remonter ?

Estelle a imaginé, creusé des marches dans la paroi pour fabriquer un escalier, construit de nouvelles plateformes sur lesquelles elle s'est hissée progressivement.

Je ne sais pas ce que représentait chacune d'elle, mais ce qui est sûr c'est qu'elle s'est autorisée à revisiter les expériences du passé afin de les percevoir de façon différente et en retirer de nouvelles ressources.

Au fur et à mesure des séances, l'étoile s'est faite plus lumineuse, puis d'autres minuscules lumières sont venues s'ajouter offrant un éclairage différent. L'espoir est revenu, avec lui l'envie de vivre à nouveau. Sortir de sa chambre, reprendre le chemin du lycée, revoir ses amis...

***

Aujourd'hui, Estelle est venue seule *(sa maman l'avait accompagnée à sa demande lors des séances précédentes)*, un sourire éclaire son visage.

M-C — Comment te sens-tu à présent ? Où en es-tu ?

Estelle — Je me sens bien. Il n'y a plus de puit mais je dirais quand même qu'il pourrait revenir très facilement. Je suis à la surface, sur une plateforme mais, elle pourrait s'effondrer et me faire à nouveau tomber.

M-C — D'accord, je comprends. De quoi as-tu besoin alors ?

Estelle — Il faudrait que je renforce la plateforme. Mais je ne sais pas comment.

Je l'accompagne à retrouver cet état d'hypnose auquel elle accède assez facilement :

M-C — Où es-tu Estelle ? Que se passe-t-il pour toi ?

Estelle — C'est comme si j'étais encore un peu dans le puit mais presque à la surface.

M-C — Presque à la surface. Qu'est-ce qui t'a permis d'être presque à la surface ?

Estelle — C'est une plateforme sur laquelle je suis, qui s'est élevée.

M-C — Qu'est-ce qui permet à la plateforme de s'élever ? Est-ce qu'il y a un système ? Est-ce qu'il est nécessaire de le renforcer ?

Estelle — Je ne sais pas, ce qui la fait fonctionner. Mais oui, il faudrait renforcer pour ne pas qu'elle tombe.

M-C — Ok, je te propose de faire redescendre la plateforme, un tout petit peu, vraiment le minimum pour observer le mécanisme. Et tu me dis.

Estelle — C'est comme un ascenseur avec un système de poulies, je pense qu'il y a des boutons pour monter ou descendre mais je n'arrive pas à les voir.

M-C — Qu'est-ce qui t'empêche de les voir ?

Estelle — J'aimerais mais c'est comme s'il y avait une part de moi qui ne veut pas les voir. Et j'ai peur d'appuyer sur le mauvais bouton.

Nous sommes allées rencontrer ces parts d'elle « celle qui a envie de voir les boutons » commandant la plateforme et celle qui « refuse de voir ces boutons ».

Je demande à Estelle de placer ses mains devant elle, dans l'une se trouve la part qui refuse de voir et dans l'autre celle qui veut voir.

M-C — Comment elle se présente cette part de toi qui a envie de voir les boutons ?

Estelle — C'est étrange, elle semble plus légère.

Effectivement, comme ses mains étaient posées sur les miennes, je sentais nettement la différence d'appui entre les deux.

M-C — Je t'invite à t'adresser à ses parts inconscientes de toi, qui pour le moment s'opposent, peut-être ont-elles envie de défendre chacune leur position « voir » ou « ne pas voir », « accéder » ou « ne pas accéder » à ces boutons qui te permettent de choisir de monter et rejoindre le bord du puit ou descendre encore plus profond… Et les inviter à communiquer, se rejoindre et s'accorder.

Il n'est pas question de convaincre l'une ou l'autre qu'elle a tort ou qu'elle a raison car probablement même, qu'elles ont raison toutes les deux, ou plutôt qu'elles ont une bonne raison chacune de te laisser accéder ou pas à ce contrôle. Il s'agit simplement de trouver un équilibre entre la légèreté de l'une et la lourdeur de l'autre…

Au fur et à mesure que ces parties inconscientes, si elles sont ok pour faire cela, communiquent, s'accordent, s'équilibrent de la meilleure façon qu'il soit pour l'Estelle d'aujourd'hui ; les mains peuvent se rapprocher l'une de l'autre au rythme qui leur est nécessaire et se réunir lorsque cet équilibre, le plus juste qui soit, sera atteint.

Ce sont ces parts de toi qui peuvent décider à un niveau inconscient, peut-être laisser apparaître ces boutons quand il est nécessaire de les voir et les faire disparaître quand ils deviennent inutiles. Et toi, tu peux être observatrice de ce qui se passe là maintenant, ressentir à l'intérieur comment ça fait quand différentes parts de toi s'accordent entre elles pour trouver la solution la plus adaptée à la personne que tu es.

Les mains se rapprochent de plus en plus.

Estelle — C'est étrange car j'ai l'impression que c'est la partie droite (celle qui refuse de voir les boutons) qui a raison car quand je regarde les boutons, la plateforme descend et quand ils disparaissent la plateforme reste à niveau.

M-C — De quoi y aurait-il besoin pour que la plateforme continue à monter ? Est-ce que quelque chose manque ou bloque, là pour le moment ?

Estelle — J'ai l'impression qu'en fin de compte les deux côtés ont raison. Il y a deux boutons différents, pour monter et pour descendre et on ne peut pas regarder les deux en même temps parce qu'on ne peut pas descendre et monter en même temps.

M-C — Ça c'est sûr !

Estelle — S'ils sont à côté l'un de l'autre, ça ne va pas et celui qui semble le plus présent c'est celui qui fait descendre.

M-C — D'accord, **pour l'instant** celui qui est plus présent est celui qui fait descendre, qu'est-ce qui pourrait permettre à celui qui fait monter d'être plus visible afin que tu aies vraiment le choix ?

Estelle — Ça serait de prendre mon temps et diriger ma pensée vers ce bouton.

M-C — Est-ce que ça te demande un effort ?

Estelle — Non, mais il est simplement caché par l'autre bouton et parfois il ne marche pas.

M-C — Tu sais, il existe un film dans lequel le héros (Je pense à Ant Man) a cette capacité de rétrécir… de plus en plus petit… de plus en plus petit… Jusqu'à pouvoir entrer dans le mécanisme… A l'intérieur de ce système. Tu y es ?

Estelle — Hum oui…

M-C — C'est comment là ?

Estelle — Je crois que c'est la vitesse à laquelle je regarde le bouton, si je le regarde trop lentement, ça descend et si je jette un regard rapide, ça monte.

M-C — C'est une question de vitesse de regard alors ? Est-ce que c'est juste une question d'entraînement ou y a-t-il besoin d'autre chose comme une ressource supplémentaire ou un apprentissage ?

Estelle — Non, c'est juste une question d'entraînement.

M-C — Est-ce que tu as envie de t'entraîner là maintenant à accélérer ton regard ?

Estelle — Oui.

Estelle a repris sa taille et s'est entraînée à faire monter et descendre la plateforme. Elle a mis en place un système d'ouverture et de fermeture comme l'obturateur d'un appareil photo et permis à chacune de ses parties inconscientes de « s'entraider » car elles sont utiles toutes les deux.

Je ne détaillerais pas l'ensemble de ce qu'Estelle a mis en place, un système de contrôle ayant la capacité de s'ajuster et d'apprendre. Le tout soutenu par « une force extérieure » (les médicaments me dit-elle) comme une main tendue qu'elle pourra attraper lorsqu'elle se sentira prête à sortir complètement du puit.

Cet accompagnement est un bel exemple de travail métaphorique qui montre à quel point l'esprit humain possède cette merveilleuse capacité à imaginer des solutions pour ce qui le fait souffrir, au-delà du raisonnement, de la logique et de l'interprétation. Je suis toujours impressionnée par l'inventivité de certains de mes petit(e)s et grand(e)s) consultant(e)s.

Emilie
Histoire de Zéphir

« Il n'y a point de chemin trop long
à qui marche lentement et sans se presser ;
il n'y a point d'avantages trop éloignés
à qui s'y prépare par la patience. »
La Bruyère

Emilie est une petite fille de huit ans. Sa maman m'a contactée pour des difficultés d'apprentissage.

Emilie refuse l'aide des adultes et veut faire toute seule, mais cela pose problème à sa maman, car si elle arrive à faire ce qu'elle doit faire (et juste en plus !), Emilie met **trop de temps,** tout en faisant tout **très vite**, n'arrive pas à suivre le **rythme** de sa classe et accumule un certain retard dans les apprentissages.

Sa maman voudrait trouver **rapidement** une solution, elle a peur que sa fille finisse par souffrir de ses « difficultés scolaires ».

Aujourd'hui, c'est notre troisième rencontre. Lors des deux premières, beaucoup de questions se sont posées à moi pour savoir comment accompagner cette petite fille qui me semblait comme une anguille, très éveillée mais partant dans tous les sens.

À peine arrivée dans le cabinet, Emilie me parle de son jeu préféré « Mindcraft ». Je saute sur l'occasion pour lui demander de m'expliquer comment on y joue et lui propose de faire une partie avec moi, là maintenant.

Ravie, elle me décrit en détail tout le fonctionnement : l'installation (par terre ou sur le fauteuil), comment tenir les manettes, elle m'explique les boutons, le CD est inséré dans la télé et enfin elle appuie sur « jouer » pour entrer « dans le monde ».

Emilie me raconte « le monde », comment elle le voit (l'imagine plutôt) : Il est très grand. Il y a des personnages et nous aussi, on doit choisir notre personnage :

Elle est en Maître de la forêt avec une robe bleue, une couronne et des cornes. Pour ma part, je suis « un lutin vert ». Nous discutons un petit moment sur le choix et la description de nos personnages.

Puis, nous débutons le jeu : on va construire une cabane dans un arbre. Mais pour cela il faut d'abord « fabriquer » l'arbre, il parait qu'il pousse à partir d'une graine et grandit aussi **vite** que le haricot magique dans l'histoire de « Jack et le haricot magique ».

M-C — Mais pourquoi, tu veux qu'il grandisse aussi **vite**, pourquoi ne pas le laisser grandir **plus lentement** pour que le tronc de l'arbre puisse avoir le temps de devenir bien fort et bien solide… Est-ce qu'il serait possible, si tu en as envie, d'ajuster la vitesse de cette croissance ?

Emilie — Ah oui, pourquoi pas, j'y avais pas pensé ! Je pourrais utiliser une potion magique, ou plutôt deux potions : une Verte pour ralentir et une Orange pour accélérer.

M-C — Tiens, ça me rappelle l'histoire du petit poisson Zéphir. Tu veux que je te la raconte ?

Emilie — Oh oui !! J'aime bien les histoires !

 M-C — Quand il est né, comme sa maman avait bu beaucoup de potion Orange… Zéphir est sorti beaucoup **plus vite** que les autres, de son œuf… Et il allait toujours **très vite**.

Hop ! Il passait, il retournait, il allait d'un côté, il allait de l'autre, il passait par là-bas, **vite** il repartait.

Quand il voulait aller d'un endroit à un autre, il nageait en bougeant ses nageoires **très très très vite**…

Alors que les autres poissons, qui eux, étaient sortis de l'œuf beaucoup **plus lentement**, prenaient tout leur temps pour regarder un joli rocher ou un beau coquillage.

Zéphir, lui, filait devant eux en disant : « Non pas le temps, pas le temps, faut que j'aille vite, je vais vite ! ».

Mais un jour, il se dit : « Moi je vais tellement vite que je ne vois pas ce qui se passe autour de moi. Comme les autres petits poissons, je n'ai même pas le temps de leur dire bonjour tellement je file comme l'éclair.

C'est un peu embêtant quand même !

Mais c'est plus fort que moi, comment je vais pouvoir faire ?

Moi aussi je voudrais pouvoir ramasser des anémones de mer ou des coquillages, me faire des copains et jouer avec eux.

Et puis je vais tellement vite que je n'ai même pas le temps d'apprendre. »

Il se souvient alors, que sa maman lui avait parlé d'une vieille pieuvre très sage qui habitait au fond d'une grotte.

« Peut-être aura-t-elle une idée pour m'aider à ralentir, pouvoir prendre le temps de faire plein de trucs et avoir des tas de copains.

Vite, vite, je vais aller la voir, elle saura m'expliquer comment faire. »

Et donc, voilà Zéphir parti, toutes nageoires en action pour aller rencontrer la vieille pieuvre.

Arrivé devant l'entrée de la grotte, il marque un temps d'hésitation parce que c'est tout noir à l'intérieur et on lui avait dit que la vieille pieuvre n'était pas toujours très aimable. Elle voulait bien aider, mais pas tout le monde, seulement les petits poissons qui en valaient la peine, ceux qui étaient importants et qui avaient vraiment envie de changer.

Donc il se met à douter : « est-ce qu'elle va vouloir m'aider ?
Est-ce que j'en vaux la peine ?
Est-ce que je suis assez important ?

Est-ce que j'ai vraiment envie de changer, d'aller plus lentement et de prendre le temps ?»

(*Emilie qui s'était installée à moitié couchée dans le fauteuil me lance un « OUI !» bien net*)

Alors, Zéphir prend son courage à deux mains (ou plutôt « à deux nageoires ») et entre dans la grotte…

Et étonnamment, pour la première fois de sa vie, il entre **len-te-ment**.

Il ne va pas directement de l'entrée de la grotte jusqu'à la pieuvre !

Non !

Il prend tout son temps pour regarder autour de lui, au cas où quelque chose serait caché dans les rochers…

Jusqu'à arriver devant la vieille pieuvre.

Celle-ci est assise avec toutes ses tentacules autour d'elle, comme le Maître des lieux avec une robe bleue et une couronne sur la tête.

Impressionnante ! C'était une vieille pieuvre sage qui avait beaucoup, beaucoup, beaucoup d'expérience.

Zéphir se retrouvait tout petit face à elle :

— Bonjour madame la Pieuvre. Lui dit-il

La vieille pieuvre le regarda comme ça… En faisant :

— hum hum… hum hum… On m'a parlé de toi.

— Ah oui madame la Pieuvre ?

— Hum hum… Mais dis-moi petit Zéphir, tu es bien courageux pour venir me voir.

Il ne savait plus quoi dire.

Est-ce qu'il devait dire oui, est-ce qu'il devait dire non ?

Il ne savait plus trop.

— Alors, on m'a dit, petit Zéphir que tu veux toujours faire les choses trop vite.

Il y a plein de petits poissons qui m'ont parlé de toi dans la mer. Ils aimeraient bien jouer avec toi. Et puis même des poissons un peu plus grands, qui voudraient t'apprendre des choses, mais tu es toujours à droite, à gauche, tu vas toujours trop vite, ils ont l'impression que tu ne les regardes même pas quand tu passes devant eux. Ils ne savent pas comment faire.

Pourquoi es-tu venu me voir Zéphir ?

J'aimerais que tu me le dises toi-même.

Pourquoi es-tu venu me voir, que veux-tu que je fasse pour toi ?

Alors Zéphir lui répondit :

— S'il te plait madame la Pieuvre, tu peux m'aider ?

Comment pourrais-je aller plus doucement pour me faire des copains et jouer avec eux ?

Pouvoir ralentir quand je vois quelque chose de beau et avoir le temps de regarder, d'observer et d'apprendre ?

Et puis quand je vois un chemin, quand j'ai envie de me rendre quelque part, y aller sans partir d'un côté et de l'autre… Nager à la bonne vitesse, directement jusqu'à l'endroit où je veux aller ?

— Zéphir es-tu **vraiment** prêt, à changer ?

*(C'est à nouveau un « **Oui** » d'Emilie qui se fait entendre, toujours blottie dans le fauteuil, le pouce dans la bouche)*

Alors, je vais te donner un conseil. Je vais te dire comment faire pour aller plus lentement, pour prendre le temps. Pas trop lentement, ni trop vite, la vitesse qui te convient le mieux à toi !

Ecoute-moi bien : quand tu étais encore dans l'œuf, dans le ventre de ta maman, celle-ci a pris de la potion Orange, elle en a bu parce qu'elle se sentait toute fatiguée et elle imaginait que ça l'aiderait à avoir plus d'énergie. Tu sais, une maman a besoin de beaucoup d'énergie pour s'occuper de ses petits. Mais, ta maman à toi, a pris peut-être, un peu trop de potion Orange. Là maintenant, je t'invite à ouvrir ta main et de regarder à l'intérieur, parce qu'à l'intérieur il y a….

*(Intervention d'Emilie « **Y a la potion Verte !** »)*

Oui ! La potion verte ! Et il te suffit …

*(Intervention d'Emilie « **de la boire !** », en portant sa main à la bouche comme si elle tenait un verre)*

Oui ! De la boire, et tu sauras exactement la bonne quantité de potion dont tu as besoin, pour aller à la bonne vitesse, ralentir un petit peu, juste ce qu'il faut.

Et puis, de temps en temps, pour accélérer quand ce sera nécessaire, tu pourras utiliser un peu de potion Orange.

Mais avec cette potion Verte, tu auras exactement la bonne vitesse pour faire tout ce que tu dois faire, tout ce que tu as envie de faire… Aussi rapidement ou lentement que nécessaire. »

Et tu sais ce qu'il a fait Zéphir ?

Il a ouvert sa nageoire, il a découvert le flacon qu'il n'avait même pas remarqué et … Il a bu la potion.

Et ensuite, qu'est-ce qu'il a fait ?

*(Intervention d'Emilie « **Il est allé doucement ! **»)*

Oui, il est allé à la bonne vitesse pour lui. Plus lentement, plus tranquillement.

Il est sorti de la grotte, a dit au revoir à la vieille Pieuvre et il se sentait… Comment dire…

*(Intervention d'Emilie : « **Il se sentait bien ! **»)*

Oui ! Il se sentait bien, exactement à la BONNE VITESSE.

En sortant de la grotte, pour la première fois de son existence, il s'est arrêté et a découvert plein de choses dans le paysage qu'il n'avait jamais remarquées.

Il est passé à l'école des poissons, y a trouvé des copains. Il a pris le temps de se renseigner, d'écouter.

Puis, il s'est rendu compte que finalement en allant ni trop vite, ni trop lentement non plus… Il disposait de plus de temps et pouvait faire encore plus de choses qu'auparavant. C'est étonnant quand même ! »

C'est alors qu'Emilie a ouvert les yeux et tranquillement s'est levée du fauteuil pour aller chercher sa maman et lui raconter l'histoire de Zéphir.

J'avais proposé à sa maman de laisser passer les vacances scolaires (nous étions en juin) et de me donner des nouvelles à la rentrée suivante, si elle le souhaitait.

Je n'ai pas revu Emilie.

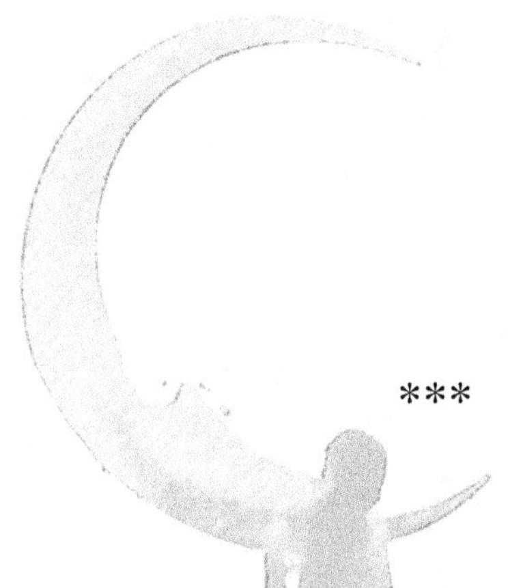

***

Et trois histoires de plus...

***

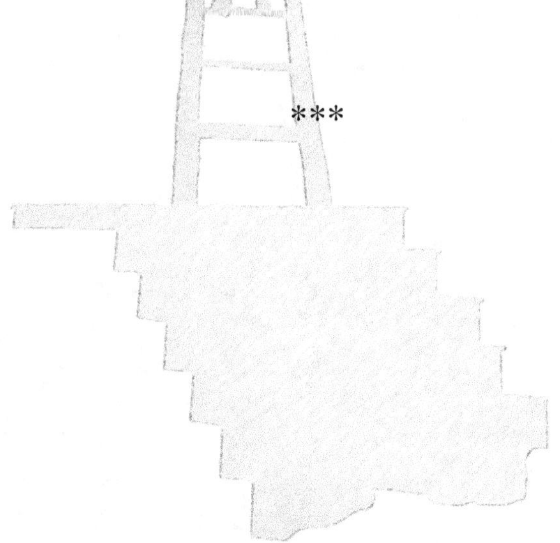

Histoire de grenouille

Voici un conte que j'ai imaginé pendant le premier confinement[14] :

Un jour en allant me balader près de la maison, je suis tombée nez à nez avec une vieille grenouille.

Comme il avait plu la veille et que l'herbe était bien mouillée, elle s'était installée confortablement sur une pierre plate pour profiter du soleil et de l'humidité qui l'entourait. Alors qu'elle m'observait approcher, j'ai senti qu'elle avait quelque chose à me dire.

Eh bien oui quoi ? Pourquoi une grenouille ne pourrait pas parler ?

Il y a bien des crapauds qui se transforment en prince, alors pourquoi pas une vieille grenouille qui raconte des histoires !

---

[14] Vous pouvez retrouver l'enregistrement de cette histoire sur mon site internet :
https://www.mcp-hypnose.com/hypnose-enfants-et-adolescents
Et sur ma chaine Youtube :
https://www.youtube.com/channel/UChsOc1mgoIiPF-39TnkbW7w

Je me suis donc installée à mon tour, bien confortablement pour écouter son récit :

« Tu sais, me dit-elle, quand j'étais enfant, à un âge où on aime bien jouer, sortir, courir, rêver… j'habitais dans une jolie mare. Oh pas spécialement grande, ni petite… une mare ordinaire, parfaite pour que des familles de grenouilles s'y sentent bien. J'avais des amis, j'allais à l'école des grenouilles (eh bien oui, il y a bien l'école des sorciers, alors pourquoi pas l'école des grenouilles !) et ma vie s'écoulait agréablement.

Mais voilà qu'un jour, on vit débarquer une bande de géants. Ils étaient tellement grands que je devais m'étirer tout le cou pour voir leur tête là-haut. J'avais très peur car je ne savais pas ce qu'ils voulaient, peut-être allaient-ils me faire du mal, peut-être même que j'allais mourir ou être séparé de ma famille, torturée ou que sais-je ?

Les pensées défilaient dans ma tête (et dieu sait si elle était grosse ma tête à l'époque… et donc, il y avait beaucoup de place pour y mettre beaucoup de pensées !), mais c'étaient des pensées de peur que je ne connaissais pas jusqu'à maintenant.

Et puis, les géants ont installé comme des cases autour de chaque famille, j'ai compris que c'était une sorte de précaution. Ils pensaient que l'eau de la mare contenait un poison, ils ne voulaient pas qu'il s'étende d'une famille à l'autre et que ce poison contamine tout le monde…

Alors, je me suis retrouvée enfermée dans ma case avec ma famille. J'imaginais que c'était pareil pour toutes les autres grenouilles. Mais quand même, ça m'agaçait un peu de me dire qu'on ne m'avait pas prévenue, que les géants avaient décidé ce qui était bien pour nous, pour moi sans m'expliquer vraiment. Et là de nouvelles pensées se mirent à tourner dans ma tête :

Qui avait bien pu mettre du poison dans ma mare ?

Et est-ce que ce poison était bien réel ?

Qu'est-ce qu'il allait se passer maintenant ?

Est-ce que j'en avais déjà absorbé un peu ?

Et combien de temps, on allait rester enfermé ?

Qu'est-ce que je vais bien pouvoir faire, moi maintenant sans pouvoir jouer avec mes amis, courir… ?

A partir de ce moment, je pris une décision : « je vais m'envoler ! » eh bien oui quoi ! Si l'eau de la mare est empoisonnée autant aller dans l'air du ciel !

Mais comment faire, comment une petite grenouille comme moi, avec une grosse tête, une grande nageoire et un début de petites pattes, pourrait s'envoler ?

Alors j'ai commencé à observer et à réfléchir…

Non, ne soyez pas étonnés, je réfléchis aussi, comme vous !

Et j'ai remarqué qu'en soufflant dans l'eau avec un petit morceau de paille (il y avait un champ de blé à côté de la mare), ça faisait comme des bulles et une bulle ça peut voler.

Alors j'ai soufflé, soufflé, soufflé… J'ai soufflé fort, imaginant que ça ferait de grosses bulles, mais j'obtenais des remous et puis c'est tout…

J'ai soufflé plus doucement, mais les bulles étaient trop fragiles, elles ne restaient pas assez longtemps pour que je m'y glisse dedans, et en plus, elles ne s'envolaient pas…

Au bout de quelques jours, alors que je commençais à désespérer, les géants revinrent et cette fois, ils rajoutèrent un drôle de liquide dans l'eau de la mare puis se mirent à frotter les parois des cases en faisant de la mousse.

Ça m'a fait peur ! J'ai cru qu'ils nous empoisonnaient pour de vrai. Je voulais vraiment m'envoler ! Cette fois, il fallait que j'y arrive !

J'ai donc repris mon petit bout de paille et me suis remise à souffler. Une bulle commença à se former, une grosse bulle ! En tout cas assez grosse et assez résistante pour qu'elle puisse m'entourer. J'ai fermé les yeux et je me suis sentie légère, légère ! Si légère que j'avais la sensation de m'élever… Ça y est, je vole !!!

J'étais à présent au-dessus de ma mare et je pouvais voir en-dessous toutes les cases avec les grenouilles dedans.

Il y avait des petites cases, des cases plus grandes.

Il y avait des grenouilles toutes seules qui tournaient en rond, d'autre qui avaient peur ou qui étaient tristes.

Il y avait des familles de grenouilles qui s'occupaient comme elles pouvaient, certaines riraient, d'autres se disputaient…

Et moi, j'étais là, à les observer de loin, c'était calme dans ma bulle !!!

Puis, j'ai continué mon exploration, je me suis élevée encore et encore, au-dessus de ma mare.

Il y avait des champs et plus loin encore des forêts, puis quelques constructions, ce devait être les maisons des géants.

Je suis passée au-dessus d'autres mares, des plus petites, mais aussi des plus grandes, il y en avait même une qui était tellement immense qu'il fallait monter très haut pour en voir les bords…

Et puis, je suis encore allée plus haut, jusqu'à ne plus voir qu'une grosse bulle, toute bleue avec des dessins dessus comme de jolies taches blanches et tout le reste était noir. Comme la nuit, avec des petites lumières autour et une plus grosse boule brillante à côté… C'était magnifique !!!

J'ai voyagé comme ça un moment. J'ai visité plein d'autres endroits tous plus beaux les uns que les autres.

 Puis un jour, j'ai eu envie de retrouver ma famille qui me manquait, mes amis et ma mare.

Alors, j'ai laissé la bulle redescendre à son rythme, tout doucement jusqu'à apercevoir à nouveau, les constructions des géants, les forêts, les champs et ma mare.

Celle-ci s'est posée délicatement sur l'eau puis elle a disparue… Et quand j'ai ouvert les yeux, j'étais à nouveau chez moi, je rapportais plein de merveilleuses images, de beaux souvenirs que j'ai offert à tous ceux qui le souhaitaient.

Aujourd'hui, je suis une vieille grenouille, mais à l'intérieur c'est une autre histoire ! »

Quant à moi, j'avais fermé les yeux pour mieux entendre et quand je les ai ouverts à nouveau, la vieille grenouille avait disparue me laissant en cadeau des étoiles plein les yeux et un petit bout de paille.

La biche qui n'était pas aimée

Inspirée des « Cartes créatives » de Lise Bartoli

Ce que je vais te raconter là, aurait pu se passer dans une de nos forêts, tout près de chez toi ou de chez moi, car des biches, j'en ai vu quelques-unes dans les bois du Rouret, un joli village dans lequel je vis.

Il était une fois une biche qui se trouvait très très belle. Elle aimait les fleurs, alors elle en cueillait pour les mettre au coin de ses oreilles parce que ça faisait joli.

Mais voilà, même si elle était particulièrement agréable à regarder, elle avait l'impression que personne ne l'aimait. Mais vraiment personne ! Ni les autres animaux de la forêt, ni les gens qui habitaient le village d'à côté, ni même les enfants.

Et elle ne comprenait pas pourquoi personne ne l'aimait.

C'est vrai qu'elle était très belle à l'extérieur, une pure beauté !

Chaque matin, elle passait beaucoup de temps à se lisser les poils, à ramasser des fleurs, choisir celle qu'elle mettrait sur son oreille.

Elle s'imaginait que plus elle se ferait belle et plus on pourrait l'aimer. Mais elle prenait tellement de temps à perfectionner son aspect qu'il ne lui restait pas une seule seconde pour voir ce qu'il se passait autour d'elle.

Elle en oubliait même que dans la forêt, il n'y avait pas que des fleurs mais beaucoup d'autres jolies choses à regarder. Et puis elle pensait que les autres étaient bien moins beaux et intéressants que sa propre personne.

Donc, oui, elle avait raison : les autres la trouvaient prétentieuse et disaient d'elle « Pfff, la biche ? Elle fait sa belle ! ».

Un jour, alors qu'elle était en train de se faire une beauté, il se mit à pleuvoir très fort. C'était une pluie particulière car elle avait récupéré tout le sable du désert et chaque goutte qui tombait déposait un grain de sable là où elle atterrissait.

Or tu sais que les biches vivent à l'extérieur, dans la forêt. Et donc, elle avait beau se mettre sous un arbre, elle se prenait toute cette pluie avec ce sable !

Au bout d'un moment, la pauvre bête se retrouva pleine de terre. J'aime autant te dire qu'elle faisait peine à voir !

« Mais comment je vais faire maintenant ! Déjà que les autres ne m'aiment pas quand j'ai une apparence agréable, alors maintenant que je ne ressemble plus à rien, ils ne vont même plus me regarder ! »

Alors oui, elle aurait pu prendre un bain ou se rincer avec la douche si elle avait été une princesse ou une jeune fille, mais comme tous les animaux qui vivent dans la forêt, elle n'avait pas de salle de bain et devait donc supporter cette infortune.

Et ce n'était que le début, lorsque la pluie cessa et que le soleil refit son apparition, l'air commença à se réchauffer, l'humidité à s'évaporer et donc la boue à sécher, formant sur le corps de la biche un épais et lourd manteau brunâtre.

On ne la reconnaissait plus.

Elle se mit à pleurer de désespoir :

« Avec tous les efforts que je fais chaque jour pour garder ma beauté, à cause de cette maudite pluie, maintenant je ne ressemble plus à rien. Je ne suis plus qu'un gros tas de boue ! Que vais-je devenir ? »

Elle eut alors l'idée d'aller vers le village pour chercher de l'aide.

Sur le chemin, elle croisa un lutin en train de s'activer (j'ai oublié de préciser qu'on était en décembre, à l'approche de Noël, il y avait beaucoup de travail pour préparer les cadeaux et la tournée du Père Noël).

Elle s'approcha et lui dit en pleurnichant :

— J'ai un problème, est-ce que tu peux faire quelque chose pour moi ?

— Hum, je ne peux pas faire grand-chose pour toi et en plus, comme tu peux le constater j'ai énormément de travail. Mais comme tu me sembles si désespérée, je vais quand même t'offrir un cadeau.

Le lutin sortit sa baguette magique et la fit tourner dans l'air, de plus en plus vite, de plus en plus vite… Au fur et à mesure que la baguette tournait autour du corps de la biche, elle forma un anneau doré qui s'épaissit encore et encore.

Et tandis que l'anneau se formait, la boue qui recouvrait le pelage, se transformait en un manteau magnifique.

La biche n'était pas contente du tout car ce n'était pas ce qu'elle voulait !

— Je n'ai pas besoin d'un manteau, je voulais juste enlever cette maudite boue qui m'enlaidit !

— Je comprends, mais je n'ai pas mieux à t'offrir, et puis un manteau, il te suffit de l'ouvrir, de retirer une manche, puis l'autre et de le poser où tu veux, de l'enlever et le remettre selon tes besoins.

— Ah oui ! Finalement, ce n'est pas si mal que ça. Je te remercie pour ton cadeau. Et en le regardant d'un peu plus près, il n'est pas trop vilain ce manteau, et même si sa fourrure n'est pas aussi douce et brillante que la mienne, elle fait son effet quand même.

Sur ces mots la biche décida d'aller jusqu'au village pour tester la réaction des habitants. C'est là qu'elle croisa un monsieur tout triste, habillé avec des vêtements bien abîmés, qui grelottait de froid assis par terre.

— Bonjour monsieur, est-ce qu'il est beau mon manteau ?

— Heu, ououi, iil est trrrès bbeau.

— Mais qu'est-ce que vous avez ? Pourquoi vous tremblez comme ça ?

— Il fffait trrrrès frrrroid et je n'ai pas de maison pour me mettre au chaud.

La biche réfléchit un instant car elle ressentait une sensation bizarre au niveau du cœur et une grande envie d'aider ce pauvre homme :

Elle se dit : « Moi, j'ai déjà ma fourrure qui me tient bien chaud. Je vis toute l'année dehors et le froid ne m'atteint pas. Ce manteau de fourrure ne me sert à rien finalement, alors je peux bien le donner à ce monsieur.

Après tout moi, je n'en ai pas besoin et lui, il a froid. »

Voilà que la biche enlève son manteau et le donne au mendiant.

— Vous êtes un être merveilleux ! Merci, merci de m'avoir donné votre manteau. Maintenant, j'ai bien chaud.

Dans les yeux de l'homme, il y avait de la reconnaissance et puis comme une sensation différente au niveau du cœur de la biche, quelque chose qui pétillait : de la joie ! Oui, c'était exactement ça !

Une sensation de joie qui grandissait à l'intérieur !

Les jours suivants, alors que la biche était retournée dans sa forêt, la nouvelle se répandit dans le village.

Le vieux mendiant avait raconté comment une biche qui passait par là, le voyant grelottant de froid ; lui avait offert ce magnifique et chaud manteau.

Et tu sais comment se termine mon histoire ?

Eh bien, c'est la nuit de Noël, alors que la biche se sent particulièrement seule dans sa forêt imaginant que personne ne pense plus à elle, elle voit arriver tous les gens du village, tous les animaux pour la remercier, chacun apportant un petit cadeau, un petit truc à manger ou à boire.

Depuis ce jour-là, elle devint la Biche la plus aimée du village, celle qui avait donné son manteau à celui qui en avait besoin.

La bergère en colère

Inspirée des « Cartes créatives » de Lise Bartoli

Souvent les histoires commencent par « Il était une fois… », mais moi aujourd'hui, j'ai envie de commencer cette histoire par : « Dans un pays imaginaire… ».

Et l'avantage d'un pays imaginaire, c'est qu'on peut l'imaginer comme on le souhaite. Il peut être très grand, plein de couleurs, il peut être en noir et blanc ou dans les tons de rouge ou dans les tons de bleu. Il peut y avoir des montagnes… ou pas. Il peut être près de la mer… ou plus loin.

Dans ce pays, on y trouve des grandes villes ou seulement des petits villages… Peu importe car l'avantage d'un pays imaginaire, c'est qu'à l'intérieur de sa tête, on le construit comme on en a envie, comme dans ces jeux vidéo qui permettent de changer, d'ajouter ou d'enlever des éléments du décor, des personnages, des habitations ou des plantes… Et puis en plus, il se transforme au fur et à mesure qu'on raconte l'histoire.

Dans ce pays, il y avait des enfants, des adultes, des vieillards. Et au cœur d'un des villages, vivait une bergère. On aurait pu se demander pourquoi les villageois l'appelaient « la bergère » ? Elle n'avait pas de mouton, en tout cas personne n'avait jamais croisé de troupeau (pas même un seul) !

Elle habitait au milieu du village, mais quand elle sortait dans la journée, tout le monde pensait que c'était pour aller garder son troupeau. Aucun des habitants n'aurait pu dire où elle se rendait exactement, ni ce qu'elle y faisait. Mais chacun y allait de son imagination pour raconter son histoire.

Ce qui était sûr, c'est qu'elle partait très tôt et ne rentrait qu'à la nuit tombée.

Celle qu'on appelait « la Bergère » était une vieille femme. Elle faisait un peu peur à tout le monde, n'adressait la parole à personne et personne n'était jamais rentré chez elle.

Elle était toute seule, tout le temps. C'était un vrai mystère.

Tout le monde pensait sincèrement que c'était une bergère parce que les gens voyaient bien qu'il y avait des animaux là-haut dans la montagne. Cependant il était impossible de distinguer si c'était des moutons, des chèvres, des vaches ou même des loups…

Ce qui était sûr, c'est que cette femme, quand elle partait le matin de chez elle, elle marmonnait dans sa barbe des mots incompréhensibles « Hargummmm, garmmm, greummm… » et si quelqu'un essayait de lui dire bonjour ou lui faisait un sourire, en retour il avait droit à « Hargummmm, garmmm, greummm… ».

Peut-être parlait-elle une autre langue ? Peut-être venait-elle d'un autre village ou d'une autre planète ? Nul ne savait et les suppositions allaient bon train !

Alors un jour, les enfants du village, qui étaient des enfants un peu particuliers, curieux comme beaucoup d'enfants mais surtout, ce qui les rendait différents, est qu'ils ne connaissaient pas la peur. Non, non ! Rien ne les effrayait ! Je disais donc, un jour ils se réunirent et décidèrent d'aller tous ensemble, suivre la bergère : « on verra bien ce qu'elle fait de ses journées » se dirent-ils.

Les voilà, un matin, postés face à la porte de la maison de la Bergère (pas trop près pour ne pas être vus), attendant qu'elle sorte de chez elle pour commencer à la suivre à bonne distance.

Celle-ci, comme tous les jours, marchait en marmonnant « Hargummmm, garmmm, greummm… ». Elle sortit du village, se dirigea vers la forêt et y entra d'un bon pas.

Cette forêt aurait pu effrayer les enfants, mais non, ils étaient tellement attentifs à suivre la « Bergère » qu'ils ne pensèrent même pas aux dangers possibles. Et puis comme ils étaient tous ensemble, ils se sentaient super forts.

Et ils marchèrent, ils marchèrent, suivant la vieille femme qui continuait à émettre comme un grognement de plus en plus fort.

Maintenant elle agitait aussi les bras. On aurait dit qu'elle se battait contre quelque chose.

Elle semblait furieuse !

Mais pourquoi ? Pourquoi, était-elle en colère ? Contre qui ? A cause de quoi ?

C'est ce que les enfants avaient envie de comprendre et ils étaient bien décidés à avoir la réponse. Ils continuèrent donc à la suivre.

En sortant de la forêt, voilà que le paysage se transforma tout d'un coup comme s'ils avaient passé une porte. Et cette femme, vieille, toute voutée et grognon se mit à se redresser, à laisser tomber son manteau et à se transformer en jolie jeune fille.

Mais que se passait-il donc ?

Un peu plus loin, elle rejoignit un troupeau avec plein de moutons. Ils étaient tellement nombreux d'ailleurs qu'il était impossible de les compter.

Elle commença à chanter et une voix d'ange, douce et mélodieuse sortit de sa bouche. Les moutons s'approchèrent pour se regrouper autour d'elle, tout doucement en formant un cœur.

Les enfants furent tellement surpris qu'ils n'osèrent plus bouger, ils admiraient ce qui se passait sous leurs yeux et cette mélodie sublime qui leur caressait les oreilles.

Quelques minutes passèrent avant que l'un d'entre eux ne se décida à s'adresser à cette jeune femme :

— Vous êtes vraiment une bergère alors ?

— Oui je suis vraiment une bergère.

C'était de plus en plus étrange, on comprenait ce qu'elle disait. Non seulement, elle ne grognait pas mais en plus elle répondait aux enfants avec un joli sourire sur son visage.

— Mais, Qu'est-ce que vous faites là si loin du village ? Personne n'est jamais venu jusqu'ici.

— Eh bien, tous les matins on vous voit sortir de chez vous et partir du village en grognant, en ne parlant à personne. Alors on voulait savoir ce qu'il se passe.

— Moi ? Je ne grogne pas et en plus j'habite ici, dans la montagne avec mes moutons. Ça alors ! C'est vraiment étrange, ce que vous me dites. Etes-vous sûr de ne pas faire une erreur ?

— Non, non, on vous a suivi sans vous quitter des yeux et c'est bien vous, mais vous êtes si différente ! Au village, vous paraissiez tellement en colère !

— Oui, ça c'est vrai que je suis en colère ! Je suis en colère car cela fait tant d'années que je me sens seule avec mes moutons. Personne n'est jamais venu me voir ! Et puis surtout, une bergère ou un berger, pour l'aider à surveiller et à défendre son troupeau, doit avoir un chien ! J'en avais un, qui m'accompagnait mais, il a disparu, je ne sais pas où il est. Je suis certaine que ce sont les gens du village qui me l'ont volé ! Alors oui, je suis en colère !

— Mais non, il n'y a pas de chien au village !

Ils réfléchirent un moment et proposèrent à la Bergère de l'aider à retrouver son chien. Ils ne savaient pas encore comment ils allaient pouvoir faire mais ce dont ils étaient certains, c'est que tous ensemble, ils trouveraient bien un moyen.

Les voilà retournant au village, bien décidés à retrouver le chien de la Bergère. Et puis finalement, elle était plutôt gentille et seulement en colère parce qu'elle avait perdu son chien et c'était compréhensible ça.

Les enfants se mirent à réfléchir encore une fois : « Nous en tant qu'enfant, nous avons de l'imagination à revendre, plein de possibilités. Nous savons transformer les paysages et inventer des objets magiques… Alors dans un premier temps, pour aller chercher le chien, il nous faut un moyen de transport. Si on fabriquait un tapis très spécial qui peut voler (comme dans Aladin) ! »

Ils se mirent à tisser et fabriquer jour et nuit. Le tapis devait être suffisamment grand pour porter tout le monde. Et puis aussi, avec un système qui permettait aux bords de se relever une fois les enfants bien installés, afin que personne ne risque de tomber pendant le vol.

Leur Tapis Magique achevé, ils s'installèrent dessus et après lui avoir demandé de trouver et de les conduire jusqu'au au chien qui convient à la Bergère, celui-ci s'éleva doucement !

Bien évidemment, ils avaient aussi pensé à avertir les parents de leur projet ! Pas question de partir comme ça sans prévenir personne !

Ils regardèrent le village qui s'éloignait et devenait de plus en plus petit. Ils survolèrent d'autres villages, des plaines, des montagnes.

Le voyage leur sembla très long (long pour des enfants, car le temps est quelque chose qui passe d'une drôle de façon parfois).

Puis à un certain moment, le tapis stoppa son vol pour commencer à descendre doucement. Il y avait comme une petite tache tout en bas (il faut dire qu'ils se trouvaient assez haut dans le ciel). Au fur et à mesure qu'ils s'approchaient, ils remarquèrent un petit chien qui remuait de la queue. On aurait pu croire qu'il les attendait.

Les enfants l'accueillirent sur le tapis, ils lui firent des câlins, son pelage était tout doux et sa truffe humide.

Et les voilà repartis pour le voyage de retour, survolant à nouveau, les montagnes, des lacs, des plaines, des villages… Jusqu'à arriver directement… au milieu du troupeau de la Bergère.

Elle était tellement heureuse, qu'elle se mit à chanter et à danser.

— Merci les enfants, ma colère a disparue. Je sais maintenant que je vais pouvoir me reposer car mon troupeau est en sécurité. Je vais aussi pouvoir retourner au village sereinement.

Comme c'était la fin de la journée, la bergère proposa de rentrer tous ensemble. Et miracle, elle ne se transforma plus, elle resta la jolie jeune fille tout le long du chemin de retour.

Depuis ce jour-là, à chaque fois qu'ils apercevaient la bergère sortir de chez elle, souriante, avec un petit mot gentil pour chacune des personnes qu'elle croisait ; les habitants du village se disaient qu'ils avaient des enfants formidables !

Quant à la morale de l'histoire, s'il suffisait juste de demander plutôt que d'interpréter ce qu'on ne comprend pas ?

Derrière une personne en colère, il y a peut-être une bergère qui a perdu son chien.

CONCLUSION

La porte de mon cabinet se referme là.

J'espère que ces quelques pages vous auront plu et que vous y aurez trouvé des idées, de l'inspiration et/ou des réponses à vos questions sur la pratique de l'Hypnose avec les enfants.

Chacun des accompagnements est unique. Je ne prépare jamais et ne prévois pas ce qui sera utilisé comme outil, métaphore, technique ou protocole d'Hypnose avec l'enfant ou l'adolescent. Cela vient en fonction de ce qui le préoccupe, de son état du moment.

Toutes mes séances se construisent au fur et à mesure de l'évolution de mes petits consultants, cela implique une certaine capacité d'adaptation et souplesse d'esprit qui ont été acquises grâce à une solide formation de base en Hypnose, que je continue à développer avec beaucoup de pratique, des erreurs et des remises en question et surtout la richesse des enseignements de personnes comme Isabelle Ablain et Ann-Catherine André (deux excellentes formatrices spécialisées dans l'accompagnement des enfants, des adolescents et leurs parents), sans oublier les partages lors des stages ou des sessions de travail entre praticiens.

Si vous avez apprécié ce livre, je vous invite à le faire connaître et à me laisser un petit commentaire sur ma page Facebook :

https://www.facebook.com/mcp.hypnose

Mon site internet :

https://www.mcp-hypnose.com/temoignages-mcp-hypnose

Ou ma fiche Google :

https://g.page/r/CeKzajcKflYXEB0/review

Et surtout, prenez soin de vous !

REMERCIEMENTS

Merci à Ann-Catherine et Isabelle pour leur générosité, la richesse d'inspiration, la grande qualité de leurs formations et d'avoir accepté avec spontanéité, l'« immense responsabilité » de préfacer mon livre.

Merci à mes parents, même s'ils ne sont plus de ce monde, à mon mari, à mes enfants, à ma famille pour tout cet amour qui m'accompagne et me porte à chaque instant. Serais-je la même, s'ils n'avaient pas été là ?

Merci à mes petits et grands consultant.es pour leur courage, leur force et leur confiance.

Merci à mes collègues et amis, chaque rencontre est un moment précieux.

Merci à vous qui me lisez, d'avoir fait ce petit bout de chemin avec moi et ces merveilleux enfants.

Ce livre s'est ouvert sur une citation du Petit Prince, j'avais envie de le refermer avec un autre extrait de ce magnifique conte philosophique :

« C'est une folie de haïr toutes les roses parce qu'une épine vous a piqué, d'abandonner tous les rêves parce que l'un d'entre eux ne s'est pas réalisé, de renoncer à toutes les tentatives parce qu'on a échoué...

C'est une folie de condamner toutes les amitiés parce qu'une d'elles vous a trahi, de ne plus croire en l'amour juste parce qu'un d'entre eux a été infidèle, de jeter toutes les chances d'être heureux juste parce que quelque chose n'est pas allé dans la bonne direction.

Il y aura toujours une autre occasion, un autre ami, un autre amour, une force nouvelle.

Pour chaque fin il y a toujours un nouveau départ. »

Antoine de Saint Exupéry

www.ingramcontent.com/pod-product-compliance
Lightning Source LLC
Chambersburg PA
CBHW061530120726
48001CB00004B/1465